U0748151

黄煌

Huang huang

经方沙龙

第五期

黄煌 主编

中国中医药出版社
北京

图书在版编目（CIP）数据

黄煌经方沙龙.第五期/黄煌主编.—北京：中国中医药
出版社，2012.11（2024.1重印）
ISBN 978 - 7 - 5132 - 1117 - 8

Ⅰ.①黄…　Ⅱ.①黄…　Ⅲ.①经方 - 文集　Ⅳ.①R289.2 - 53

中国版本图书馆 CIP 数据核字（2012）第 193658 号

中 国 中 医 药 出 版 社 出 版
北京经济技术开发区科创十三街31号院二区8号楼
邮政编码　100176
传真　010 64405721
廊坊市佳艺印务有限公司印刷
各地新华书店经销
*
开本 710×1000　1/16　印张 12　字数 213 千字
2012 年 11 月第 1 版　2024 年 1 月第 7 次印刷
书　号　ISBN 978 - 7 - 5132 - 1117 - 8
*
定价　38.00 元
网址　www.cptcm.com

序言

这次去马来西亚讲学，遇到一位我当年的学生。他在当地干得非常出色。他说经方很好用，起效快，能治疗大病、重病、疑难病。他说，刚学医时，一些当地的中医告诫他：南洋湿热多雨，常年如夏，《伤寒论》方是不能用的，应该用温病方。现在看来，纯属误导！

我说，《伤寒论》书名伤寒，但全书是讲人的应激反应，讲如何用经方来应对和处理各种不同的应激反应。人类面临的应激原很多，寒冷、酷热、潮湿、细菌病毒、创伤、出血、疲劳、紧张压力，等等，有很多很多。人体接受的刺激不一，但人体的应激反应方式则一。所以，《伤寒论》论伤寒是举例，也是泛指，大可不必纠缠于气温的高低寒暖。马来西亚天气炎热，人常常出汗，同时空调无处不在，人又容易闭汗，忽冷忽热，机体也非常疲劳，这就是应激，就会出现《伤寒论》上所述的各种方证。我说，来马来西亚几天，看到不少阳虚阴寒证，许多人舌暗淡，面色黄，还真需要用姜桂麻附剂！用经方，谈何南北宜忌？

那天晚上，他带我品尝了当地的土菜——肉骨茶。这是一些当年码头工人爱吃的菜肴。大块的猪肉和猪骨，用肉桂、当归、党参、干姜、胡椒、白术、熟地、人参、川芎、玉竹、甘草等中药烹制而成，味重汤浓，入口麻辣，喝后浑身发热，周身汗出，几天来旅途讲学所致的疲劳也顿时消解许多。

可见，在湿热的南方，温药是必须的。这几年在我国南方出现使用姜附剂的热潮，也不是虚热邪风。但是，为何还有很多人排斥经方呢？我常常听到各种奇谈怪论。有人说经方用药峻猛，只适用于北方彪悍的强人；有人说南方没有真伤寒，没有真正的麻黄汤证；有人说古今疾病不同、体质不同，古方焉能治疗今病？还有人说经方的方证相应是对症状用药，不重加减，是缺乏灵活性！……听到这些糊涂话，我先为之哑然，继而陷入沉思。是啊，不是经方不好，而是那些人眼前的魔障太多，脚下的羁绊太多。经方的推广与普及，任重道远，还需要有识之士们的不懈努力。经方沙龙网还必须办好，经方沙龙系列书还必须编辑出版！因为这是一项事业，是一项对人类文明将有所贡献的事业。为了经方医学的传承，我们愿意当21世纪的卞和！值《黄煌经方沙龙》第五期出版之际，说以上感言，并代序。

黄煌

2012 年 7 月 14 日

写于 MH388 航班回国途中

（特别提醒：请读者不要自行模仿书中处方用药，必要时请医生诊断后再治疗）

·目　录·
Contents

主题之三 ◉ 方药吟味

主题之四 ◉ 思考经方

主题之五 ● 经方的故事

主题之一
我的经方医学

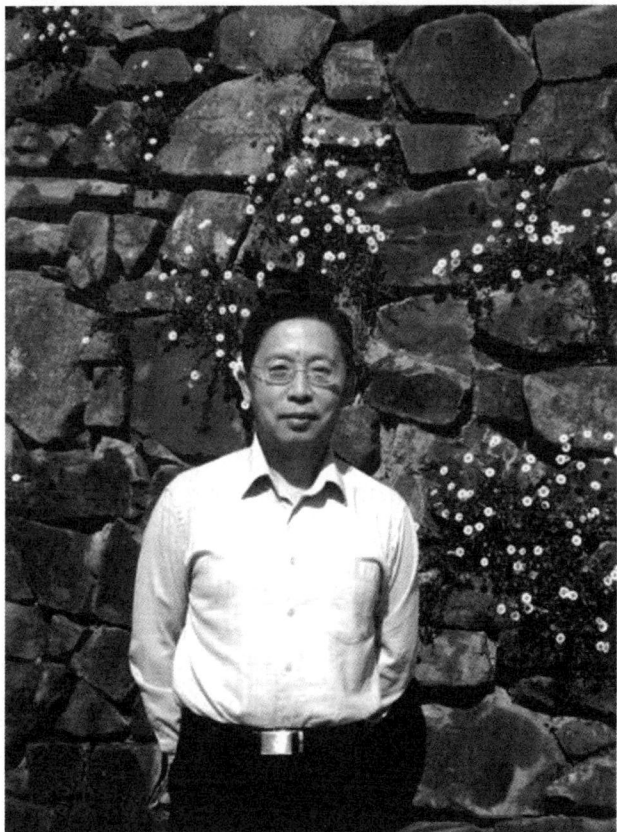

　　经方中，有的是对病的方，只要病对，就用是方，但根据体质的不同，适当加减。有的经方，是对人的方，也就是调理体质的方，只要是这种体质，就用这张经方，根据疾病的不同，适当加减。所以，弄清经方的方证，特别是弄清该方方证是哪一种疾病或哪一类疾病？还是哪一种体质状态，十分关键。

——黄 煌

"教科书中医"的问题

黄 煌

2009 – 04 – 12

最近，日本《中医临床》杂志的主编山本先生与我讨论"教科书中医"的问题。我说："教科书中医"的问题比较多，以下两个问题是显见的。

第一，教科书与临床的脱离。方证相应与辨证论治的最大区别是在"证"的理解上。辨证论治强调的是病机，这本身没有错，问题是"教科书中医"将病机大多局限在脏腑病机上，而且在脏腑病机的框架下再配置笼统的治法，为追求理法方药的一致性，于是将临床有效、但无法解释的许多经方、验方舍弃，导致学生学到的仅仅是笼统的脏腑病机概念和不完整的零碎处方。这是第一个问题。

第二个问题是，"教科书中医"认为方剂必须加减，这样才能体现中医辨证论治的灵活性，这是对中医灵活性的误解。在这种错误的导向下，学生忽视方剂特别是经方的学习和应用，临床开方多为随意配方，处方缺乏结构，加减过多过滥。

由于以上两个问题，导致"教科书中医"的学术内容容易失真，临床技术不完整，临床重复性差，经验的总结及传承出现相当的难度。

南杏仁 2009 – 04 – 12

毕业后我一直被这个问题困扰，也曾怀疑中医的可重复性。自从学习了黄师的相关理论后，我才发现，中医原来可以这样思考的。

xsdoctor 2009 – 04 – 13

"教科书中医"、"神秘中医"这些词汇，幽默而深刻，如同鲁迅先生笔下的"革命小贩"等词语，一针见血！

杏海一滴 2009 – 04 – 13

本人深有同感。很多病症用书中的病机，然后根据理法方药再酝酿处方，往往收效甚微，且同一条病机下可能会出现多种不同的处方，实在让人难以捉摸。而且对于某一处方，如小柴胡汤，只要症状相似，似乎人人均可以使用，而不考虑患者的体质因素，实在有误导之嫌。

anton553 2009－04－13

中国人太注重形式而不注重实际内容，学术界应该求实，不应该为了编写出"完整理论体系"的教科书而敷衍于形式。这与黄教授不求其全但求其真的治学原则相形见绌！

正气液 2009－05－01

教科书对我们学中医之人的确是个误导，我们按教科书中写的理法方药来指导临床，的确收效太难，这让我对学好中医的确没有了多少信心。看黄老师的《张仲景50味药证》，让我觉得很新颖，原来中医可以这样辨证。有一次遇到一个感冒的病人，已经打了三天的点滴，病人一直恶寒，汗出，不发热，脉沉。我试着开了两副桂枝加附子汤，病人回家吃了一副就好了，这让我感到震惊，经方用好了原来有如此好的疗效，所以我一定要努力学习经方！

quhongbo 2009－05－05

有人这找秘方，那找偏方，这学脏腑，那学气血，学来学去，还是得学经方。秘方就在《伤寒杂病论》！不学经典，有如盲人走夜路。

咖啡猫猫 2009－05－11

院校的教科书是现代中医的源头，要振兴中医，必需正本清源，建议老师编著《经方治疗学》，内容以中药、经方类方、体质学说、经方和现代疾病系统分类等体系组成，如此向院校和社会推广。

虔心问道 2009－05－23

黄师注重临床功力，讲究实效的思想作风是捧着教科书颤巍巍行医的群体无法比肩的。黄师豁达大度引领后生学子，真是功德无量，很羡慕在黄师指导下已有实战能力的师兄们。

kaimu 2009－06－25

方剂的随意加减是一种绝对自由主义和机会主义的体现，本质上反映了开方者的低能，无定见，主观庸俗的臆想。

许家栋 2009－06－25

黄师慧眼，看到了时下中医问题的本质！

yanshoufeng 2009 –07 –21

大凡著书立说都非常重视一次文献的，经典医籍就是我们的源头，要在发挥和应用中处理好源与流的关系。

紫轩 2009 –07 –24

所言极是，我刚毕业的时候差点改做西医了，就是因为用教科书上的东西没有疗效，幸运的是遇到了经方，慢慢理解掌握，现在对中医信心满怀！

肖鹏 2009 –09 –04

中医教科书中的问题太多了，"中医系统"都要靠自己的努力去重建。

niningliuhen 2009 –10 –31

中医有传承，教科书是将各家学派揉为一体，割裂了某一学派的立法方药的系统性，就像中餐西餐八大菜系，杂糅在一起，你分不清中餐和西餐，当然也就谈不上继承了，更别说发扬了。

与美国中医师麦考先生的对话

黄 煌

2009 - 04 - 30

最近，美国中医师麦考先生来信问我几个问题。他的中文很好，是我《中医十大类方》英译本的翻译者。他对经方非常感兴趣，也有研究，还开设了专门的经方博客，并在台湾推广经方。

问：体质能不能发生变化？如果能变的话是在什么情况下发生的？

答：体质是能变化的。影响体质变化的因素主要有年龄、疾病、环境，以及饮食、运动、用药等生活方式。比如年轻时是柴胡体质，但随着年龄的上升，可能转变为柴胡大黄体质，如果原来用四逆散就能有效，而这个时候，就需要用大柴胡汤了。也有本来是桂枝体质，但由于生活方式不科学，导致体重上升，血糖代谢紊乱，甚至心脏、肾脏发生病变，有可能出现黄芪体质，就要用黄芪桂枝五物汤了。

还有，过度治疗或用药不当，也可以导致体质改变，比如长期服用黄连、大黄，可以出现四逆汤体质。

问：一般来说，人生病的时候会根据其体质生病，就是说人的病证平时和体质是相关的。不过有的时候病人的证跟它的体质是不同的，在这种情况下应该怎么处理？而且怎么能诊断？

答：要回答这个问题，必须弄清经方方证学说。方证学说的核心内容是方证相应，也就是说，临床有什么方证，就用什么方，这是经方医学的原则。方证的构成是什么？是体质与疾病。但不同的方证，其体质与疾病的构成比例是不同的。有的方，是对体质的，比如炙甘草汤，就是适用于消瘦、贫血的体质。而有的方，则是对疾病的，比如栀子厚朴汤就治疗一种"心烦、腹满、卧起不安"的病症。但也有的方，既对病，又对体质，如大柴胡汤既能对胰腺炎、胆石症、支气管哮喘、反流性胃炎有效，也对代谢综合征、肥胖等一些全身性疾病有效。特别是对一些更年期妇女，体重突然上升，向心性肥胖、便秘、甲状腺囊肿、子宫肌瘤、乳腺小叶增生等，大柴胡汤使用后，可以改变体质，恢复体形等效果。所以，使用经方，有的时候是对病用方，有的时候是对人用方，也有的时候是既对病用方、又对体质用方。一般来说，掌握方证以后，临床就能够作出正确的判断了。

如果临床遇到患者疾病的属性与体质的性质不相符合，一时间又无法判断何方证的时候，可以先对病用方，如果效果不好，再对体质用方。

问：你硕士论文的题目是孟河派的治疗法。孟河派的医生也算得是高手的，请跟我们比较一下张仲景的经方和费伯雄或其他孟河派医师的处方。

答：孟河医学流派是一个地方性的流派，18世纪开始到20世纪上半叶，在江苏南部一个名叫孟河的小镇上有着好几家历代相传的名医。他们培养了很多医生，大多成为上海、南京这一带的名医，后来人们称为"孟河医派"。这些医生，都是农村的开业医生，是全科医生，内科、外科、喉科都很擅长，既用汤药，又开刀，贴膏药，还会针灸。他们很会看病，特别是看当时的常见病，比如外科感染、传染病，以及当时中国人常见的虚劳病（可能是结核病）。他们的处方基本上是经验方，公开的仅仅是药物，但剂量大多不明，而且方证的表述不清晰，一般需要通过师徒之间的口授心传才能领会。而张仲景的经方，不仅组成是公开的，其方证也是比较具体而明确的，是医学的规范，这是孟河医家所无法与其相比的。学中医，还是要从张仲景的经方开始。

问：有人说，复杂的慢性病必须使用相应的大而复杂的药方，反而经方的药味一般较少而简单。请跟我们分享一下怎么用经方来治较严重的如癌症、心脏病、糖尿病等慢性病。

答：需要说明，治疗大病重病，也未必一定要大方。但确实，临床有许多疾病由于病情复杂，单用一两首经方会感到无法顾及全面。怎么办呢？我的经验是合方。所谓合方，就是将几首经方联合使用，以扩大主治的范围，可以对付那些病情复杂的慢性病。比如，我治疗糖尿病，经常使用黄芪桂枝五物汤合桂枝茯苓丸；治疗癌症，我经常用小柴胡汤合五苓散，或炙甘草汤合麦门冬汤；治疗老年人的高血压、脑梗死，经常使用柴胡加龙骨牡蛎汤合桂枝茯苓丸，或合栀子厚朴汤；治疗支气管哮喘，经常用大柴胡汤合桂枝茯苓丸。但经方中也有不少大方可以用来治疗大病、重病的，比如温经汤药味12味，可治疗妇科病的月经不调、闭经等。再比如薯蓣丸，药味有21味，可以治疗肿瘤化疗以后的体质调理。

问：人们都说治病不如预防病，经方当然能治病。关于养生呢？经方能不能用来养生？

答：经方主要是治病的，没有疾病，一般不需要服用经方，尤其是长期服用经方。但在中医看来，疾病与健康之间，没有明确的界限，许多人都可能有患某种疾病的可能性或疾病趋向，这就是我说的体质。也就是说，在明确体质状态以后，每个人都应该有一些适合自己服用的药物或配方，如人参体质，可以经常服用人参，或炙甘草汤，或生脉散等；如果是黄芪体质，则可以服用黄芪，或黄芪桂枝五物汤、玉屏风散等。但药物毕竟是药物，不能将药物当做食物来使用。换句话说，这种养生方不需要每天服用，而是在身体不适的时候、有方证的时候，才可以服用。经方的养生，还是通过治病来实现的。

问：我们中医有两千多年的历史了，有天才和临床经验丰富的医师也作出了贡献，创造自己的医派或特殊治疗法，也可以说我们中医有各种各样的治疗法。那么，经方的特点在哪里？经方的独特在哪里？

答：经方的特点是比较明显的。第一，经验性强。经方多从单味药发展而来，由药物发展为方剂，经过千锤百炼，包含了古人的实践经验，形成的过程相当缓慢，绝非出自一人一时之手，可以说凝聚着无数智者的心血。比如桂枝汤，究竟是谁发明的，已经无法考证；仲景方，并不是指仲景个人的经验方，而是他收集整理的古代经验方。第二，重在治病。经方多用药性较猛，带有偏性的药物，所谓"药不瞑眩，厥疾不瘳"，轻如麻黄桂枝，重如大黄附子，毒如乌头巴豆，剧如芫花大戟，这是与经方治病的特点有关，而不是如后世的配方，多用一些补药和食物，如熟地、人参、石斛，如菊花、梅花、厚朴花、代代花，如丝瓜络、荷叶梗、扁豆、黄豆，以及牛肉、鹿筋、羊肾、猪肚等皆入药。第三，配伍严谨。经方相当严谨，动一药即换一名，甚至改一量即换一名，主治与功效也随之发生变化，体现了严格的构效关系，表现出古典朴素的结构美。第四，经方的主治比较明确、具体、真实。《伤寒论》《金匮要略》中的记载虽然表述比较简略，但都来源于临床，是真实的、客观的。只要通过有经验的临床医生的解释，可以破译每张经方的主治范围。所以，经方利于传授。而后世的处方所主治的则是"阴虚""阳虚""水亏""火旺""上实下虚""一切风""五劳七伤"等病理概念，它的适应范围比较广泛。第五，经方的药味少，用的是平常药，药价便宜，适合于大众，有利于减轻国家的医疗负担。

问：你以前说徐灵胎写的书给你很大的影响，令你思维方式发生变化。他的想法有什么特点？在临床上能怎么帮我们看病？

答：我是在上个世纪 80 年代开始读徐灵胎先生的书的。那个时候正是我学习研究中医的迷茫期、困惑期，但读了徐灵胎先生的书，思路就清晰多了。他的《医学源流论》气势磅礴，将中医学当做一部历史来看待，他批评了宋金元明清历代医学存在的问题，强调了《素问》《灵枢》《伤寒论》《金匮要略》《神农本草经》在中医学中的指导地位。他让我知道要历史地、客观地分析中医，不同的时代有不同的中医形态。他的《慎疾刍言》是一本批判当时医学偏向弊端的书，全书言简意赅，思想犀利，对我的震动也很大。因为清代医学存在的滥用补药、不注重个体差异、不注重煎服法等临床技术的问题，当代的中医依然存在。他的《伤寒论类方》，从类方的角度演绎《伤寒论》，别出心裁，将中医学中最具有科学性的方证作了深入的解析，为经方的发展提供了重要的思路。徐灵胎的书，思想性极强，他不是教一方一药的，而是教人们如何认识中医，如何学习中医，如何治病，如何研究医学。

日本汉方医学的长与短

黄　煌

2009 – 05 – 31

汉方，与汉字、汉语一样，是中国特色的文化之一。从唐代开始东传的汉方，在日本这块土地上不断发展，至今已经形成了学术特色鲜明的日本汉方。从吉益东洞到大塚敬节，从浅田宗伯到细野史郎，从丹波元简到森立之，一大批日本汉方学者以其聪明才智，共同构筑起了精美的汉方医学大厦。日本汉方的特色和优势，不仅日本汉方医者要继承发扬，中国汉方医者也需要学习和借鉴。

日本汉方实用性强。其表现有二：一是重视方剂。吉益东洞明确指出："医之学，方也。"复方是古代医家使用天然药物的经验结晶，是治病智慧所在，更是汉方医学的核心内容。当今进入日本国民医疗保险的233种汉方制剂，就是汉方中的精华。二是重视方证。方证是临床用药的目标，实用性极强，方证相应就能取效。没有纠缠于笼统浮泛的方义，而着力于明确规范的方证，这正是日本汉方的求实之处。

日本汉方的客观性强。腹诊和体质是日本汉方最具魅力的部分。吉益东洞开创的腹诊法，经过汤本求真等近代汉方家的充实完善，已经成为经方方证识别中不可缺的诊察手段。森道伯一贯堂的体质学说，也以其极强的客观性，为临床医生所接受。许多日本汉方家从心理行为特征上对方证体质的鉴别，也很有临床意义。

日本汉方文献的可信度大。无论是汤本求真的《皇汉医学》，还是矢数道明先生的《汉方治疗百话》，文风朴实，没有空话，许多经验非常实际，可以重复，可以传承。《汉方临床》等汉方杂志上登载的不少报道，忠于临床事实，有的虽为个案，但记载详细，前后对比疗效确实。

日本汉方与现代医学的结合比较紧密，有现代感。同时，日本汉方重视制剂的现代化，重视汉方药物的质量控制，在规范化建设上是一流的。可以认为，在汉方国际化的进程中，日本汉方极有可能捷足先登。

不可否认，日本汉方也有一些不足之处。

第一，加减不便。由于日本汉方推广成方颗粒制剂，由此限制了方剂药味的加减及药量的增损，久而久之，也影响了日本汉方对单味药物的研究。特别是药证的研究不深入，这容易使日本汉方酿成有方无药的弊病。因此，传统汤剂的传承和研究，应该引起重视。

第二，毒药的应用过于谨慎。可能是出于安全用药的考虑，日本汉方不仅不用马钱子、巴豆、甘遂、斑蝥等毒药，就是对药性比较明显的附子、麻黄、甘草也十分谨慎，甚至对小柴胡汤也心存恐惧。这种心理需要调整。是药三分毒，有毒药的使用，往往是攻克重病难病的途径之一。要发展汉方，毒药不能偏废，关键是合理应用。

第三，发展乏力。应该说，上个世纪的中叶，是日本汉方的鼎盛时期，大塚敬节、矢数道明、细野史郎、龙野一雄、奥田谦藏等均是那个时期的佼佼者。日本汉方在古方今用、方证研究、现代药理、文献研究、剂型改革等方面，都取得了骄人的成果。但是，这些年来，日本汉方缺乏新的学说，经验积累没有重大突破，而汉方界内部思想也比较混乱，日本汉方的特质有被钝化的迹象。

第四，与国外的交流闭塞。中日张仲景学术研讨会仅仅举办了三次，便关上了交流的大门，已经是持续近二十年的沉寂。日本汉方医家很少向国际上推广日本汉方，与中国经方医家的交流也极其稀少。除吉益东洞、汤本求真、大塚敬节、矢数道明外，大多数日本汉方大家在中国几乎毫无声息。而中国许多经方家的著作及医案，在日本也没有得到出版和传播。许多中日两国青年医生对两国汉方医学历史的知晓程度极低。这种局面是令人担忧的。

以张仲景医学为代表的汉方医学，是人类传统医学中的精华。其体系的严密性、可重复性是其国际化的基础和条件。而汉方医学体系的发展和完善，需要包括中国、日本在内的全球有志者的共同参与与合作，而开展中日两国间的合作与交流，在当前更迫切，也最具可行性。这是与两国之间文化的同根、汉方医学交流历史悠久、两国国民具有深厚汉方医学基础有关。我们希望中日两国汉方医家联手，重振汉方医学雄风。

海阔天空 2009 – 05 – 31

学术是没有国界的，也是需要传播的。黄教授对于经方的执着严谨、兼收并蓄、求真创新、注重实效的治学态度，是现代经方学者的魅力所在，也是中医传承与发展的希望所在。

南杏仁 2009 – 05 – 31

如果我早些接触黄师的理论，早些接触日本汉方医学，我想我的经方水平会提高得更快！现在不少中医对日本汉方医学缺乏认识，或有偏见，这不利于经方医学的发展。

芭窗夜雨 2009 – 06 – 04

令人无限哀愁的"文化兄弟"，还包括韩国，都属于汉文化圈。可惜，如今汉城不再，首尔出世。

田方 2009 – 07 – 17

国内一些经方家在吸收日本汉方时，融合了两者优点。

前度刘郎 2010 – 04 – 24

"我们希望中日两国汉方医家联手，重振汉方医学雄风。"

有些概念还需要严格界定。中国的应该叫经方，日本的叫汉方。

日本的汉方有"三派四流"的传承体系，张仲景的理论只是其中的古方派所独钟。经方和汉方不能画等号。日本汉方其实是另一种医学体系，有人称为有别于西医和中医的"第三医学"。他们虽然脱胎于中国的中医，但走的却不是一条道，自然难以作交流。他们的研究深入，大胆借用现代医学向微观化发展，已经远远走在国人前头，不作交流也一定是有原因的。现代的汉方医们大都是先学西医后学汉方，他们有比较好的科学素养，或许把安全性放在首位，而不是追求疗效第一。或许各自的行医环境和治疗人群乃至各自国度国民素质的差异、医疗制度的差异导致行医理念的不同。中日两国的联手恐怕只能是一种美好的想象。至于未来谁能占有更大的国际市场，有着更好的发展空间，我看汉方更有优势。

三派四流简介：

三派	四流
古方派	东洞流
后世方派	道三流
	一贯堂流
折衷派	浅田流

古方派的汉方家有后藤艮山、吉益东洞、尾台榕堂、汤本求真、大塚敬节、山田光胤、奥田谦藏、藤平建这对师徒也应该属于古方派。该派始祖是后藤艮山，但吉益东洞影响最大。

道三流始祖是曲直濑道三，一贯堂流是森道伯所创，矢数道明属于该流。

折衷派始祖是浅田宗伯，浅田去世后，又分为东京浅田流和大阪浅田流。细野史郎属于东京浅田流。

这是山田光胤的观点，摘抄一些供大家参考。汉方医学史并不复杂，远没有中医流派的泛滥。

想多了解汉方，可以订阅《国外医学·中医中药分册》。台湾药学博士许鸿源先生编写了许多汉方书籍，都是繁体字版，不难阅读，可参考。

老仲身上的紫斑

黄 煌

2009 - 05 - 08

今天苏北沭阳的老仲来第三次复诊，病情与去年 11 月的初诊相比已经有明显的好转。

当时，他患脑梗，左半身不遂。过量的喝酒、长期缺乏运动和不科学的生活方式使他 50 岁刚到就有了糖尿病、高血压、高脂血症、脂肪肝，血脂高达 6mmol/L。硕大的腹，暗红的舌，还有涨红的脸。记得在按压其腹部，疼痛、胀满时，他惊恐，害怕是否还有更重的病？他也忧郁，经常失眠，第一次感受到失去行动自由的他，在医生面前流下了悔恨的泪水。

我给他服用的是大柴胡汤合桂枝茯苓丸。

3 月份他来复诊，就感觉身体轻快了许多。效不更方，我嘱其原方继续服用。今天，他的步态已经接近正常，血脂降为 4mmol/L。空腹血糖也接近正常。舌质转红活，面色也白了不少。他笑着告诉我，很多老朋友都不知道他竟然患过那等重病。他还告诉我，他服药很认真，每天三次，每次都是一大碗！

这次，发现了一个特别的现象——满身的皮下暗斑。他撩起衣服，让我看他的皮肤上许多淡紫色的暗斑，不是丘疹，不是出血点，也不是皮下紫癜，压之不褪色，大片的，几乎在躯干上，不痛不痒。犹如刺青，但颜色更淡些。据他说，去年冬天就有了，开始是红色的，后来服用中药以后就变淡了，变紫了。他问：是否是体内的瘀血发出来的缘故？

我无法肯定地回答。人体有无数的秘密，病人有许多的疑问，做医生真是不容易！

冷眼 2009 - 05 - 08

有种紫斑乃短期快速肥胖所致，就如同妊娠纹的形成一样。开始是红色的，慢慢变成暗红或紫暗，在后来就逐渐变淡，最后形成白色。紫斑的整个过程为 3 ~ 5 个月。

佛手 2009 - 05 - 09

这例可能跟高血脂和微循环障碍有关。小棘苔藓的病人身上局部容易看到，一般这种人都胖，相对比较结实，毛孔粗，就是没有处理过，因为这个病没法断根的。

zure   2009 – 05 – 11

"我无法肯定地回答。"为黄老师的诚实而感动。

许多中医对病人讲着似是而非，云里雾里的理论，虽然病人一时信服，可是到最后，他也忽悠了自己！我们要学习老师这种"知之为知之，不知为不知"的精神，唯有知道自己的不足，医学的局限，才能激励我们去求真，探索更多的未知世界。

zillion   2009 – 05 – 11

为黄老师求真求实的精神所感动！相信99%以上的人会直接以瘀血去解释病情。个人认为，糖尿病导致血管壁的病变，毛细血管脆性和通透性增加，红细胞渗出，而出现皮下压之不褪色的紫红色的斑点、斑片，可能是老年性紫癜。

佛手   2009 – 05 – 12

老年性紫癜不是这样的。

猪苓汤与再生障碍性贫血

黄 煌

2009 – 05 – 13

　　那天在电话中让学生开出猪苓汤加味方后，就一直关注着这位 39 岁周姓男子的消息。上周他终于来了。

　　他来自苏北农村，患有再生障碍性贫血、下肢深静脉血栓已经好几年了。中西药吃了许多，效果不明显。去年 11 月 24 日来我门诊。体格比较魁梧，两眼明亮，皮肤白皙，纹理较细腻。易于出汗。下肢皮肤色紫，浮肿严重，按之如泥，连走路都比较困难。服用一年中药，血小板一直在 60×10^9/L 左右。当时测血压 166/110mmHg。我初诊给他服用的是黄芪桂枝五物汤合桂枝茯苓丸，重用黄芪、牛膝各 60g。药后一月，自觉体力有增，出汗较前减少，血压 146/100mmHg。但是下肢浮肿依然如故，并觉腿冷，时有疼痛，走路后加重。我以原方加水蛭服用一月，症状仍无改善。再以桂枝茯苓丸合四味健步汤打粉后搓丸，服用一月，不仅没效，还感到体力下降，3 月 30 日当地医院查血小板 56×10^9/L，白细胞 2.7×10^9/L，红细胞 3.38×10^{12}/L。4 月 2 日，他来宁求诊，途中还有晕车。因那天不是我的门诊日，我在电话中与研究生思玥讨论了处方思路。既然黄芪桂枝五物汤无效，桂枝茯苓丸也无效，其思路估计有误。情急之中，我只管其浮肿的双腿，让思玥开猪苓汤加栀子柏皮汤，用清利湿热的方法，看看效果如何？

　　这次复诊，这位壮年汉子一脸的悦色。他说，此次药后大好，下肢浮肿减轻了，走路较前轻快，体重下降 2kg，此次坐车来宁的心慌、头晕也明显好转。5 月 7 日查血小板 65×10^9/L，白细胞 3.7×10^9/L，红细胞 3.8×10^{12}/L。我摸他的腿，虽有浮肿，但已经大大减轻。

　　为什么我一开始没有想到猪苓汤与栀子柏皮汤？是陷入了两个思维圈子。第一，多汗，浮肿，且患再生障碍性贫血，用黄芪似乎十分贴切；第二，下肢静脉血栓浮肿，桂枝茯苓丸也有成功案例。细细想来，我忽略了患者皮肤白皙而滋润，下肢浮肿而皮肤无甲错，也无瘀血证的"如狂"和"少腹急结"。如此大病，还是"湿热"为患！

　　猪苓汤是治疗淋证及尿血的专方，我曾用本方合小柴胡汤治疗过一例再障的尿路感染和尿血，后来不仅尿路感染控制，尿血消失，而且血小板、红细胞、白细胞等均明显上升。本案虽没有尿路刺激症状，但也是再障，而且服用猪苓汤加味方后血象也有回升。这是否提示再障伴有浮肿，或尿路刺激症状，或尿血者，可以使用猪苓汤？其中血象升高是全方的综合作用还是方中阿胶的功效？我还要继续观察那位周姓男子的效果，期待他的复诊。

学童 2009 – 05 – 13

谢谢黄老师的宝贵经验！这两年听了黄老师的课后，受益颇多。并把老师讲的应用于临床。最近同学家长患糖尿病后，小便不畅，有等待，口渴而不欲饮水，苔少。用猪苓汤，一剂就有了效果。好开心啊！

zillion 2009 – 05 – 15

谢谢黄师精彩的病案分析！为大家提供一个在治疗效果不佳的情况下，怎样从另外的角度切入病情和处方的思路，这正是我们最为缺乏的思维能力。

海阔天空 2009 – 05 – 22

"且患再生障碍性贫血，用黄芪似乎十分贴切"，是受了西医的影响，再次说明中医经方的应用，应该基于中医本身的用药规律。此案给予我有很大的启迪。

102121946 2009 – 06 – 01

看了黄师的医案，我想起另一则案。一个急性肾炎的病人，经过治疗尿蛋白消失，尿潜血持续不下，猪苓汤也许是一个思路。

城里娃脑 2009 – 07 – 01

临床报道：用猪苓汤治疗流行性出血热休克期13例，与西药治疗的同期患者12例对照，猪苓汤的疗效优于对照组。13例患者中，11例在休克期前阶段给药，有9例未进入休克期后阶段，2例进入休克期后阶段。另2例先经西药治疗，因治疗棘手，在进入休克期后阶段后改用猪苓汤治疗，结果无1例死亡。对照组12例中，有3例死亡。在治疗中，观察两组病人的反复休克次数、出入水量和血压变化及扩容效果（通过血钠、血红蛋白的测定），证明猪苓汤优于对照组［中医杂志，1982，(6)：34］。

尿毒症的经方透析法
黄　煌

2009－06－14

　　今天，常州那位尿毒症患者的丈夫来电话，说服药一周以后效果很好，肌酐已经从700多降到600多。而且，服药后又来了月经，患者感到全身非常舒服。那是一位少妇，眼圈发黑，神情忧郁，因为不愿透析，来南京用中药一试。我用的桂枝茯苓丸加大黄、牛膝、丹参、川芎。我当时劝慰她，我们来想想办法，先用用"经方透析法"治疗！

　　桂枝茯苓丸本是古代下死胎方，也是活血化瘀的祖方，尤其是瘀血在下，此方最佳。不少肾病患者，多有瘀血证。其人或烦躁失眠，或头痛头晕，或腰痛腹痛。其客观指征，一是面部暗红，或两目暗黑，舌质多暗紫；二是少腹压痛，或左或右；三是小腿皮肤干燥，或如鱼鳞，或暗黑，也有浮肿及步履疼痛者。

　　桂枝茯苓丸用于肾病，多配大黄、牛膝；如果有头痛头晕者，加丹参、川芎；而如果是糖尿病肾病，则还要配上石斛、黄芪。肾病患者越来越多，如何发挥经方的作用，需要探索。

zyyczlsp　　2009－06－14

　　我以前有一个陈旧的概念，两目暗黑总以为是肾虚，临诊常常疑惑患者别的表现不支持肾虚，经黄老师一提茅塞顿开！

经方中　　2009－06－15

　　两目暗黑，以前一直以肾虚这个模糊概念来概括，后来发现与临床不符。又考虑是水饮所致，然也不能诠解。今老师解我疑惑，拍案叫绝！

anton553　　2009－06－15

　　不少人表现为恶心欲吐、纳呆、苔浊腻、面貌虚浮者，常要合上温胆汤。

顾志君　　2009－06－15

　　我有一例肾功能不良十余年患者正在治疗中，尿酸、肌酐都高，有血尿、蛋白尿，目前用的正是桂枝茯苓丸合猪苓汤。已经服用三周。

医学生 2009 – 06 – 16

现代研究表明，大黄可延缓肾衰的发展。

zillion 2009 – 06 – 16

在尿毒症期已经是终末期肾衰竭，除水、电解质、酸碱平衡紊乱、贫血、出血倾向、高血压等进一步加重外，还可出现各器官系统功能障碍及物质代谢障碍所引起的临床表现。

在无尿期，常可因高钾血症、急性左心衰而死亡。大黄可通过导泻等机理降低高血容量、促进血钾的排出，降低血肌酐、尿素氮，维持内环境的稳定，改善肾小球的免疫系统，消除中分子毒素物质的作用。大黄是治疗尿毒症很重要的一味药物，有报道使用大黄附子汤、大黄真武汤等以大黄为主药的组方均取得较好的疗效。

尿毒症的病人很可怜，生活质量比较差，而且大多是中青年，血液透析、换肾的价格很昂贵，给社会、家庭造成很大的医疗负担；当出现肾功能不全时，现在的医疗手段只能是延缓肾功能的进一步恶化，并不能逆转肾功能，希望大家能够共同研究、总结，在使用经方治疗肾功能不全方面能起到非凡的疗效！

李小荣 2009 – 06 – 17

谢某，男，58岁，农民，2009年3月16日初诊。气促2个多月，颜面虚浮、足浮肿1个月。气促以劳作及运动后加重，正月时端坐亦气促。背部及肩臂畏寒感明显，双下肢无力。平素畏寒，四肢均有过搐搦，手搐时呈鸡爪样。

时咳，涕多，尿长而多，口干，饮水较多欲温。大便1日2次，质干成形，纳食睡眠尚好。嗜烟。1992年因胃溃疡并发出血行胃大部切除术，有双肾结石史。

3月12日血象：RBC：2.25×10^{12}/L，Hb：52.1g/L。

3月13日肾功能：BUN：23.6mmol/L，Cr：574.1μmol/L，URCA：325.6μmol/L。

3月21日心电图提示：可疑左心室肥厚。

今日B超提示：双肾囊肿（考虑多囊肾）。

脉左沉细而微，右细弦。舌淡胖嫩，苔黄厚腻润，舌下两边小血管满布。形体偏瘦，颜面黑黄少泽而略虚浮。下肢肌肤甲错，皮肤粗糙，弹性差，左足面及踝关节水肿，右足无水肿。考虑多囊肾、肾功能不全、重度贫血，建议住院诊疗而被拒绝。

予真武汤合桂枝茯苓丸加怀牛膝。

处方：黄附片 12g（先煎），炒苍术 12g，茯苓 12g，白芍 12g，生姜 12g，肉桂 9g，丹皮 9g，桃仁 9g，怀牛膝 20g，砂仁 9g，泽兰 9g，生白术 12g，益智仁 6g，7 剂。

2009 年 3 月 26 日复诊：气促无明显改善，鼻涕多伴咳嗽，颜面虚浮和足肿同前，下午明显。动则气促甚，纳眠可。偶有心慌，无胸闷。腰酸膝软，行走乏力，行走时常叹气。大便 2~3 次/日，质中。夜尿 2 次。

舌胖淡红，苔黄腻厚。脉细。心肺听诊无异常。BP：120/80mmHg。

当归芍药散加桂枝茯苓丸加味。

处方：当归 15g，白芍 15g，川芎 9g，泽泻 15g，生白术 9g，茯苓 15g，肉桂 9g，丹皮 12g，桃仁 9g，怀牛膝 30g，泽兰 9g，砂仁 9g，4 剂。

同时开处方，令其在村卫生所每天肌注维生素 B_1、B_{12}，静滴生脉针及抗生素。之后未来复诊，上周遇到村卫生所的医师，方得知其药后气促大减、浮肿消失，并于 5 月份复查肾功能，尿素氮和肌酐均下降（具体不详）。

按：守方用桂枝茯苓丸加怀牛膝是去年在黄老师门诊看到老师用桂苓黄丸加怀牛膝治疗肾功能不全及钱汝益案等的教导！

感谢黄老师！

晚来秋叶 2009 – 06 – 19

轻度的肾功能不全，表现尿素氮、血尿酸偏高，平常我们只考虑清利，很少从活血着眼。

gkp080808 2009 – 07 – 12

我有一例中度的肾功能不全，表现尿素氮、血尿酸偏高，且患有糖尿病、高血压、高脂血症、冠心病等多种慢性病，经过以肾气丸、五苓散为主的长达 1 年半的治疗（也服用一些中成药及西药），症状渐渐好转，而肾功能已恢复正常。

耀辉 2009 – 08 – 11

下回我来试试用这种方法，以往我都是把病人给泻得稀里哗啦的……

shfou 2009 – 09 – 26

谢某这个病人的西医治疗是不规范的，他的贫血不是缺造血物质，而是缺促红细胞生成素（EPO）。

类似没有规范治疗的病人，中医用活血通便泄浊后肌酐下降两三百单位都是没问题的，而且可以很快下降，并且维持很长一段时间。但这些病人的肾性高血压、肾性贫血很难治疗。

a923039　2009 – 11 – 05

我们医院今年申报了北京市首发基金课题：慢性肾衰竭早中期中成药治疗方案的规范化研究。准备从文献检索、专家问卷、患者访谈三个方面进行归纳总结，然后在北京市 7 家三级甲等医院进行临床验证，桂枝茯苓丸估计要入选了。

kaimu　2010 – 01 – 30

瘀血证伴随慢性肾病全过程，与肾病进展互为因果。解剖的肾小球就是一团毛细血管网。活血化瘀是慢性肾病的基本治疗策略之一。

空腹不宜服麻黄

黄　煌

2009 – 07 – 15

　　昨晚一病人母亲来电话，说女儿早晨服用汤药后感到手抖、全身无力，休息片刻后缓解，下午回家服药后又出现相同症状。问何故？那患者是位女青年，因多囊卵巢、多毛、体胖来诊，我用的是葛根汤合当归芍药散。麻黄6g，量不大。我问：服药时是否空腹？答曰：她减肥，一直不吃东西。我知道是饿肚服麻黄的缘故，遂嘱其饭后服药，服药后可以休息一下。病家才安心搁下电话。人饥饿时常会心慌、手抖、冒虚汗，这与过量服用麻黄后的反应相似，所以，空腹时的6g麻黄，其反应程度可能是餐后服用的好几倍！

　　空腹一般不宜服麻黄。这是一条经验。

巴比伦　2009 – 07 – 15

　　大道至简！

经方中　2009 – 07 – 23

　　今天有一个复诊的过敏性鼻炎伴腹泻的病人，给她开的是小青龙汤加茯苓，鼻炎未见好转，但腹泻大为好转。

　　她问：药是空腹服还是饭后服，我回答是饭后服。

　　她说：噢，原来如此，我第一剂是空腹服的，服后头痛、头晕、心慌，过了4个小时症状才消失，以后饭后服用再也未不适。

　　可见每个细节都不容忽视。

wuxuanx　2009 – 08 – 06

　　我记得温兴韬先生说过麻黄汤治疗糖尿病医案，麻黄可能能提高外周血糖的利用而降血糖，从而提高血糖的敏感性。与此案同理。

下肢静脉血栓——桂枝茯苓丸加四味健步汤

黄　煌

2009－07－19

　　毛某，男，51岁。2004年11月底因左腿肿痛确诊为左下肢静脉血栓，血栓长度20cm，曾在当地住院治疗。医生欲手术去栓，患者畏惧手术，但用静脉抗栓治疗无效。希望服用中药试试。2005年5月21日开始服用如下汤方：桂枝10g，肉桂5g，茯苓15g，桃仁12g，丹皮10g，赤芍15g，白芍15g，怀牛膝30g，丹参12g，石斛20g，红花10g。服用两月，复查B超下肢静脉血栓已消失。

　　静脉血栓绝大多部分发生在下肢，而且多为左下肢，患肢肿胀、增粗、疼痛，发病迅速。其并发症肺栓塞的发病率和死亡率高，据说，美国每年有5万至20万人死于肺栓塞。静脉壁损伤、静脉血流滞缓和血液高凝状态是下肢静脉血栓形成的三大要素。长期卧床、外科手术后、肾病、静脉插管、心肌梗死、恶性肿瘤、吸烟、口服避孕药、粗暴按摩、肥胖、高龄等均可成为诱发因素。本病的治疗，现代医学主要采取抬高患肢，自患肢静脉滴注低分子右旋糖酐、复方丹参及小剂量溶栓剂，上述治疗持续3天后症状仍不缓解并加重者，可考虑行介入治疗。中药治疗一般也使用活血化瘀药。

　　从中医的角度看，患者的瘀血不仅是指下肢血管的血栓，而且有其特有的诊断着眼点。首先，患者是一位体格壮实的中年男子，面色暗红，腹部肌肉比较紧张；第二，左下肢肿胀疼痛，活动时疼痛加剧；第三，既往有痔疮，近日频发。痔疮也是瘀血在下的指征。以上三条，符合瘀血在下的判断。

　　本案使用的配方由经方桂枝茯苓丸和本人经验方四味健步汤组成。桂枝茯苓丸是经典的活血化瘀方，有关论述可参见前案。

　　我重点说说本人的经验方四味健步汤。该方由芍药、怀牛膝、丹参、石斛组成。主要用来治疗下肢疼痛为特征的瘀血性疾病，其作用部位以血管为主。许多糖尿病的并发症，如糖尿病足、糖尿病肾病、静脉血栓形成等经常有应用的机会。本方中的这些药物，大多是古代用于治疗腰腿痛或步履乏力的药物。芍药是经方芍药甘草汤的主要药物，《伤寒论》用芍药甘草汤来治疗"脚挛急"，说药后"其脚即伸"。有趣的是，《朱氏集验方》将此方治疗不能走路，改方名"去杖汤"。《神农本草经》也说芍药

"除血痹"，血痹都是有疼痛的。怀牛膝，《神农本草经》说得更清楚，说"主寒湿痿痹，四肢拘挛，膝痛不可屈伸"，唐宋方中多用来治疗腰膝酸软。还有石斛，古代多用来治疗脚弱腰痛的病症。比如《外台秘要》记载的生石斛酒，用生石斛三斤，牛膝一斤，杜仲八两，丹参八两，生地黄三升，泡酒，用于治疗风痹脚弱，腰胯疼冷。《辨证录》有一方，名石斛玄参汤，用石斛一两，玄参二钱，水煎服，治疗胃火上冲，心中烦闷，怔忡惊悸，久则成痿，两足无力，不能步履。现在看来，这些脚弱腰痛的病症，大多是糖尿病引起的，也有的是静脉血栓之类的疾病。经过一段时间临床验证，发现此方效果很好，主要表现为下肢疼痛、麻木、抽筋、浮肿等症状的缓解，有些患者居高不下的血压也能有所下降，有些患者多年困扰的便秘也能解决。方中的芍药有赤白芍药两种，习惯认为，白芍以养血柔肝为主，用于肌肉痉挛性疾病为主。赤芍以活血化瘀为主，用于舌质暗紫，或血液黏稠者较多。我临床往往赤芍、白芍一起用，用量根据病情调整。如果疼痛剧烈者，大便干结者，芍药的总量可以达到120g。牛膝，有川牛膝、怀牛膝两种饮片，根据习惯，怀牛膝具有补益肝肾的功效，所以，对于腰痛脚弱者，用怀牛膝比较好，量可以用至100g。

这个患者的效果还是比较好的，后来随访，在服用中药三月后，血栓已消，局部遗留血栓囊壳，有肿胀感，痔疮未发。余无不适。目前已经停药。

wangqixian 2009 – 07 – 19

我喜欢黄老师的八味解郁汤、八味除烦汤和四味健步汤，用起来得心应手。

龙赋山泉 2009 – 07 – 20

我用桂枝茯苓丸加四味健步汤治疗一82岁消瘦型小脑梗死的老者，糖尿病足，下肢血管病变，20天即显效。

董大 2009 – 07 – 22

黄师2007年医案：某男，90岁。身体硬朗，形体偏瘦，精神可。患者有痛风病史多年。右足跟处局部皮肤破溃已经三年，创面经久不愈。走路后疼痛。右足跟溃烂呈凹陷性，约2cm×4cm，创面肉芽组织不新鲜，脓性分泌物少，足背动脉、胫后动脉搏动弱，足趾关节已经变形，皮肤营养差，干燥、脱屑，略有浮肿。2006年4月27日检查：尿酸600μmol/L

以上，肌酐 131μmol/L。自觉心慌乏力，胸闷，梦多，大便正常，两手颤抖。听诊：二尖瓣二级吹风样杂音，三尖瓣听诊区有杂音，心律不齐。舌苔黄腻。也是用的此方取效。

佛手 2009－07－22

我老担心药后血栓大块的脱落，之前不敢治。

医学生 2009－08－02

近日一患者有下肢静脉曲张病史，就诊时主要表现为口干、双下肢乏力、下肢皮肤粗糙，舌红少苔，脉弦。上述症状在外院予养阴药治疗后未见好转。遂试予四味健步汤合芍药甘草汤。半月后复诊，口干已明显好转，双下肢乏力有改善，目前继续服药中。

wuxuanx 2009－08－06

此方可能有阿托伐他汀的稳定斑块和缩小斑块、降低血黏度的作用，在活血的同时有保护血管内皮的作用。本方在治疗糖尿病足时能提高胰岛素的敏感性、降血糖。我认为，血中高凝状态就是瘀，形成斑块就是癥。做课题的同道有必要把此方在血管、神经、血糖、血脂、血液因子等因素的改变系做一下。我认为此方比通心络有更广的用途。

晚来秋叶 2009－08－19

今天恰好有两例下肢血管血栓病号，一例是动脉血栓，一例是静脉曲张形成血栓，不愿住院，我按照黄师原方每人开了五副，相信一定会取得良好效果。

梁山 2009－09－02

请教：如果是下肢静脉曲张，不知能用此方否？疗效如何？

黄煌 2009－09－03

下肢静脉曲张用桂枝茯苓丸，可以改善症状，但无法治愈。

xlxn3 2009－10－09

个人认为抵当汤作散剂，用量准确的话，疗效也确切。

longhl　2010 – 02 – 04

一 60 岁糖尿病患者双足胀痛半月余来诊。平素以尼美舒利片止痛，但 5 小时药效消失后又痛剧。开出桂枝茯苓丸合本方 3 剂，复诊大效，但抱怨药费高了些。

桂枝汤治疗术后自汗

黄　煌

2009 -09 -10

前不久，我得知外地一位朋友做捐肾手术，遂电话问候她。电话中的声音低微，她说没有一点食欲，希望吃中药调理一下。问她还有哪些不舒服？说汗很多，人疲乏无力。问她有无发热？她说手术后曾有过，但现在手术后十多天了，体温正常，但自觉身体发热。她是一位舞蹈老师，人到中年，依然苗条，因皮肤干，常服温经膏。她是我常说的桂枝体质。遂短信处方桂枝汤原方：桂枝15g，白芍15g，炙甘草5g，生姜5片，红枣10枚。水煎温服，药后喝碗热米粥。我说服两三天看看。过两天，短信来了，说服药以后，汗没了，吃东西也好多了。

桂枝汤是治疗自汗的经方。这种自汗，大多见于瘦弱之人，经过极度疲劳、饥饿、寒冷、创伤等刺激，精神不振，烘热汗出，心悸，食欲不振。为何会出汗？传统的解释是营卫不和，是表虚，也就是机体的自我稳定自我和谐能力下降的缘故。桂枝汤就是调和方，是强壮方，是抗疲劳方。我那位朋友经过一场大的手术，是一次较大的创伤，自汗就是体质虚弱的表现之一。桂枝汤不仅仅单纯的收敛汗液，而是调整体质，是通阳气，药后，果然胃气来复，汗也收了。桂枝汤帮助她较快地恢复了健康。

桂枝汤方很小，药仅仅五味，价极廉，但效果却极显著。几千年来，屡用屡效，是千古良方。我真希望大家多多使用桂枝汤！

七彩阳光　2009 -09 -11

黄师，又让我想起《经方的魅力》中介绍桂枝汤时的战争场面，我好想说，我也会用桂枝汤，呵呵。

正气液　2009 -09 -11

临床上看到有一女性患者自汗、恶风、身痛，不发热，白瘦，唇鲜红，皮肤白皙细腻，腹扁平，腹主动脉搏动明显，舌红苔腻，脉浮大虚。如果是唇舌暗淡，当是桂枝体质、桂枝证，但这是唇舌红，请问大家这是什么体质？或什么方证呢？

黄煌 2009 – 09 – 11

如果睡眠不好，月经多，或有出血倾向者，可以考虑黄连阿胶汤证。

袁建国 2009 – 09 – 12

传统所谓"阴虚火热"体质，唇鲜红者不宜用桂枝。

chenlang 2009 – 09 – 13

在论坛看多了、学多了，桂枝汤在皮肤病用得效果不错。谢过！

汉水青莲 2009 – 09 – 13

近治一例心悸病人，早搏每分钟 6～8 次，用心得安等药治疗效不佳，拟桂枝汤加五味子10g，牡蛎30g，两副。早搏消失。经方真是不可思议。

正气液 2009 – 09 – 15

谢谢黄师的回复！此病人睡眠是不太好，可无出血倾向。黄连阿胶汤证为舌红少苔，脉细数，而本病人舌红苔腻，脉浮大。

p007 2009 – 09 – 20

不知可否用桂枝加龙骨牡蛎汤，请黄煌老师指点一二。

woshishui44 2009 – 09 – 24

在西医临床上，术后自汗，往往予钙剂补充，效不明显。

黄煌 2009 – 09 – 24

桂枝加龙骨牡蛎汤当有动悸。

寒柳堂 2009 – 10 – 29

对于桂枝汤的评价，还是柯韵伯说得好："此乃仲景群方之冠，乃滋阴和阳，调和荣卫，解肌发汗之总方也。"历代医家多有善用者。

五苓散，真灵！

黄 煌

2009 - 09 - 12

上个星期Z老先生打电话我，说他头晕多天，住院检查排除脑血管问题，最后以内耳结石可能的诊断出院调养，但头部重压感、晃动感依然。他希望中药治疗。

Z老七十多岁，平时体质很好，不胖不瘦，这次发病以后，腹胀，不能多吃，而且伴有腹泻。我先给他开了藿香正气汤三剂。三天后告诉我，腹胀虽有减轻，但还是不舒服。特别是大便一天三次以上，为水样，吃点鱼肉和蛋羹，就肠鸣腹泻。我再次去看他。

Z老精神还好，上午还参加会议。但他说感到头晕，烦躁，坐卧不安，两下肢发凉发酸，十分难受。自觉胃内有很多水，发胀，有水声，还是水泻。我开五苓散原方：桂枝10g，肉桂5g，茯苓30g，猪苓30g，泽泻40g，白术30g。五剂，煎服。第二天，Z老就告诉我胃里没有有水的感觉了，下肢的酸冷感明显减轻，头晕、坐卧不安的情况基本消失。

又过两天，Z老来信说：早晨起来还是腹泻3－4次，但精神好，食欲也好，不知何故？我让他要多喝热开水。大约是我的提醒，他告诉我：这几个月来半夜里口干，需喝水。他说要注意，不喝冷开水了。果然，今天上午Z老来信说，大便成形了。

五苓散治疗夏秋季的呕吐水泻很灵验。患者大多伴有口渴、腹胀，胃内停水，或头晕头痛，或心悸、烦躁，或多汗。形成这种疾病的诱因，大多为大汗出后恣饮冷水，或酷热之下骤然空调低开，或体质寒湿重而又过用抗生素或过度输液，导致水停胃内，或从上逆出，或往下洞泻。服用五苓散后，随着小便通利，周身微微汗出，诸症顿消。五苓散还没有成药，可以改作汤剂煎服，也可以加工为粉剂，用开水冲服。汤剂每天分3次口服，粉剂每次服用5g，每天服用2~3次。

五苓散与藿香正气散主治很相似，都用于夏天的感冒、腹泻、呕吐等。但藿香正气散善于理气，其证多有恶心呕吐，腹胀不欲食；五苓散善于利水，其证多有吐水口渴，头晕心悸，烦躁而多汗。虽也有腹胀，但少嗳气，而有胃内振水声。Z老就是这样情况，我开始没有注意鉴别。方证识别不易啊。

另外，服用五苓散后，必须多饮热开水。这是张仲景的经验，《伤寒论》有"多饮暖水，汗出愈"的记载。当然，服五苓散后，也不能吃西瓜、冰茶，就是那些诱人的哈根达斯冰淇淋、爽口的红豆冰沙，也都要挡住诱惑哟！

zillion 2009 – 09 – 12

黄师真是善于分析和总结病例啊！临床的知识实实在在地来自于实践，方证鉴别真是不容易，经常在抱怨中医治疗指征的模糊性、不确定性。但从这则医案的分析来看，扎实的理论知识，细致的临床观察，可以让人不断地进步和提高……

袁建国 2009 – 09 – 13

目前市场上有五苓散制作的片剂，如五苓片、五苓胶囊。但我没有用过，不知疗效怎样。

云出岫 2009 – 09 – 13

给我母亲用过，主证头晕目眩，胃内振水音，体胖，渴不欲饮，时有大便不成形。量较小，四副见效。

杨奇云 2009 – 09 – 14

同仁堂已有五苓散成药！

佛手 2009 – 09 – 14

合用麻黄附子细辛汤打成粉剂内服，治那种肥胖人的关节不适，比如膝关节手术后的那种，效果不错，减肥效果也好。

wuxuanx 2009 – 09 – 15

真武汤证：腹痛小便不利，四肢沉重，自下利者，为水气，其人或咳、或小便不利、或下利、或呕者，真武汤主之。Z先生能否用真武汤呢？

黄煌 2009 – 09 – 15

真武汤证用于那些精神萎靡、脉沉弱，且大多重要脏器功能低下的患者。

江湖医侠　2009 – 09 – 15

胃液潴留，或胃镜检查示黏膜充血、水肿，脉弦细或滑，舌湿润者，都是利水渗湿化饮法的应用指征。

sld639　2009 – 09 – 20

黄老师的经验好实用，就像武术界的李小龙啊。

黄煌　2009 – 09 – 24

今天遇到 Z 老，他精神非常好，食欲也很好。他告诉我全身舒适，大便比生病前还好，成形，畅快，一天一次。五苓散改煎剂后无不好的口感，现改为每剂药服用两天。

xuhuairuogu　2009 – 10 – 16

请教黄老师：五苓散与苓桂术甘汤的药味区别仅在于五苓散中有泽泻、猪苓，而苓桂术甘汤中无此二味，但有甘草。原方五苓散中为脐下有悸，而苓桂术甘汤为心下有痰饮，但个人认为上证为心下有痰饮，应是苓桂术甘汤证，具体至临床中应如何识别呢？请赐教。

黄煌　2009 – 10 – 16

五苓散有猪苓、泽泻，重在利水，苓桂术甘汤有甘草，重在治悸。

此案一开始就应该用五苓散，但我还以暑湿常规方藿香正气散投与，故无效。有时临床常常有如此误区。

木子长大　2010 – 03 – 02

2008 年夏季曾治一例，女性，20 岁。因夏季过饮绿茶导致腹泻，生冷的食物哪怕吃一口也会马上肠鸣腹泻。脉弦，舌苔薄黄少津。五苓散加 30g 生姜，很有效。

葛根汤合桂枝茯苓丸治疗不孕

黄　煌

2009 – 11 – 04

　　某女警，婚后七年未孕，曾经自然流产一次，宫外孕一次，后月经周期紊乱，常数月一至。人丰满，脸有散发痤疮，而背部尤多。来诊时月经已两月未至。望其面色皮肤娇嫩，遂撩起其裤管，见下肢皮肤干燥，扪之有刺。舌暗。是寒瘀体，用葛根汤合桂枝茯苓丸。药后数天，月经来潮。两周后来诊，希望服助孕药。我仍用原方，嘱其耐心服用数月，待体质调整，以候孕机。服药不到月，月经逾期不至，去医院检查，妊娠试验阳性。得到消息，喜极而泣。后嘱其服用当归芍药散保胎，现休息在家养胎中。葛根汤散寒通经，效同黄体酮；桂枝茯苓丸活血化瘀，以防输卵管堵塞。对体质健壮的女性比较适宜。

大剂小半夏加茯苓汤治疗头痛

黄　煌

2009 – 11 – 04

　　昊女，年近五十。那天来我诊室，一脸苦痛貌。询得连日来头痛频发甚剧，发作时恶心呕吐，痛苦不堪。视其肤色虽滋润而黄，面庞眼睑虚浮，问其睡眠如何？曰不得眠。有无晕车恐高？点头曰是。察其舌，大而胖；切其脉，滑而利。当属痰体。遂用小半夏加茯苓汤。半夏50g，茯苓50g，干姜10g。药后痛势即缓，后转方未遇我，他医加药数味，效不如前，还用原方续服月余而愈。半夏一味，少用则降逆和胃，重用则止痛安眠。痰体而头痛者，非至30g以上不可。

然不及汤　2009 – 11 – 04

　　主诉头痛加呕吐，很容易掉进吴茱萸汤的习惯思维里，看来辨体质是硬道理啊！

fbxgaw　2009 – 11 – 05

　　小半夏加茯苓汤、吴茱萸汤都可治头痛呕吐，请问如何区别？

黄煌　2009 – 11 – 06

　　小半夏加茯苓汤人滋润，吴茱萸汤人干瘦。人不同而已。

紫薇　2009 – 11 – 07

　　以前从不注意体质，原来体质很重要。

zyyczlsp　2009 – 12 – 06

　　经常遇到形体壮实的妇女来看经前头痛恶心，予大柴胡汤加桂枝茯苓丸加吴茱萸效果不好，要重新换个思路了。

经方膏方

黄 煌

2009 - 12 - 17

入冬以来，传统的膏滋药受到各方热捧，这是百姓对中医养生功效的期待，也是中医走向大众的机遇。中医界需要珍惜，切不可当作谋利的时机，见利而忘学。膏方也是方，是方均离不开经方，经方中就有许多制膏的。凡是方中有阿胶者，均可以熬成膏滋药服用。治疗性的有黄连阿胶汤、胶艾汤、温经汤、炙甘草汤等，调补性的有薯蓣丸等。推荐三张经方膏方如下，供各位同道参考。

一、炙甘草膏

处方：生晒参100g，麦冬500g，生地250g，阿胶500g，肉桂50g，桂枝100g，炙甘草100g，枸杞250g，干姜100g，桂圆肉250g，红枣500g。

辅料：核桃肉250g，黑芝麻250g，冰糖250g。

制作：核桃肉、黑芝麻炒熟后研粉，生晒参研粉，阿胶加黄酒200ml炖化，其他药水煎3次，过滤去渣，文火浓缩；加入核桃肉、黑芝麻、生晒参粉，与阿胶、冰糖一起收膏。每次服用15g，1日2次，开水冲服。

适用人群：临床适用于羸瘦、面色憔悴、皮肤干枯、贫血、大便干结难解者。特别适用于肿瘤、心脏病、血液病患者。

注意事项：服药期间配合食用红烧猪蹄等富含胶质的食物。如有腹胀，可酌情减量。

二、薯蓣膏

处方：山药600g，生晒参100g，白术150g，茯苓150g，炙甘草100g，当归150g，白芍150g，熟地200g，川芎150g，肉桂100g，大豆卷150g，麦冬200g，杏仁100g，柴胡根100g，桔梗100g，阿胶250g，干姜100g，防风100g，白蔹150g，红枣600g。

辅料：核桃肉250g，黑芝麻250g，冰糖250g。

制作：核桃肉、黑芝麻及生晒参分别碾粉备用。其他药除阿胶外，水煎3次，过滤去渣，文火浓缩；加入核桃肉、黑芝麻及生晒参粉，阿胶加黄酒炖化后，与冰糖一起收膏。每次服用15g，1日2次，开水冲服。

适用人群：恶性肿瘤患者常规体质调理，结核病、血液病、慢性胃病、慢性肝病、痿证等也多用。患者多体形消瘦，贫血貌，疲惫乏力，头晕眼花，多伴有低热、心悸气短、食欲不振、骨节酸痛、大便易不成形者。

注意事项：本膏药需常服方能有效。

三、温经膏

处方：吴茱萸50g，党参120g，麦冬150g，制半夏60g，炙甘草60g，肉桂60g，当归120g，白芍120g，川芎120g，丹皮120g，阿胶250g，生地120g，干姜60g，红枣250g

辅料：核桃肉200g，黑芝麻200g，冰糖200g。

制作：核桃肉、黑芝麻分别碾粉备用。其他药除阿胶外，水煎3次，过滤去渣，文火浓缩；加入核桃肉、黑芝麻，然后阿胶加黄酒炖化后，与冰糖一起收膏。每次服用15g，1日2次，开水冲服。

适用人群：此为女性调经美容膏，多用于闭经、不孕症、功能失调性子宫出血等，也可用于更年期失眠、腹泻、老年性阴道炎、外阴瘙痒症、手足皲裂、指掌角化症、黄褐斑、口唇干枯、发枯黄脆等。其人多羸瘦而皮肤松弛，腹壁薄而无力，口唇干燥而不红润，皮肤干枯发黄发暗，缺乏光泽，或潮红，或暗红，或黄褐斑。有些患者的手掌脚掌出现裂口，疼痛或发热感。还有的女性可以出现阴道炎、阴道干涩瘙痒。不少女性的毛发出现脱落、干枯、发黄，易于折断。

注意事项：体形肥满壮实，营养状态好，面色红润者不宜服用本方。多食牛羊肉、猪蹄、鸡爪等。

SFDfsakfdc　2009－12－17

谢谢黄前辈的经方膏运用倡导，对于炙甘草膏和薯蓣膏，肠胃湿热、脾虚湿困的肿瘤患者要先调理好肠胃后再服比较好。

1206117735　2009－12－18

谢谢黄教授。冬天进补春天打虎。合肥地区开膏方的病员也很多，我们要多宣传使用经方膏方。

fbxgaw　2009－12－18

薯蓣膏中白蔹这味药很难找，请问可用它药代吗？

黄煌　2009 – 12 – 18

不用白蔹也可以的。

r109　2009 – 12 – 18

江阴柳致和堂做的膏子很漂亮，切片称重量的，像芝麻糖。

黎小裕　2009 – 12 – 19

膏方因为含有阿胶、饴糖等不容易消化的药物比较多，所以一般方中加入一味陈皮，健脾理气，以防食用后腹胀。

医学生　2009 – 12 – 19

谢谢黄老师，给了开膏方的思路。开立膏方对我来说还比较难，主要是"胶类"药物的选择。我看了我们医院的医生开的膏方，鹿角胶、龟板胶之类基本上每张方子都有，是辨证后需要上述药物，还是仅仅为了制作成膏状使用？

云中居士　2009 – 12 – 21

古时候，熬一幅膏滋需要好几天，各种木柴火，各种水，各种火候，各种药先后入，另煎，过筛，等等繁复有加，岂是现在医院一天出那么多膏。古时候熬的膏滋不用放冰箱，过夏天仍旧不坏不霉的。传统的东西就是经验的精华。现在不仅要放冰箱冷冻，有的地方还要放防腐剂。

2010：我的期待

黄 煌

2009 – 12 – 31

2010 年的钟声很快要敲响了！钟声一响，无论我们有多少烦恼，有多少欢愉，都将成为过去，我们都将张开双臂迎接新的一年的到来！

我对来年充满着期待，对经方事业的发展充满着期待。

我期待明年有更多的经方爱好者、经方研究者、经方支持者。经方医学的发展需要人气，人多势才众。如果经方研究能形成不同的流派和风格，则更好！

我更期待明年各地有一批年轻的经方家脱颖而出。经方团队需要传人，老百姓在呼唤高水平的经方临床家。经方的发展离不开人才。

我期待明年有更多的好作品问世。特别是那些临床医生一看就懂，一用就效的书籍和文章。经方交流一定要讲求实效，杜绝虚浮。

我期待发掘和整理更多的经方研究资料，无论是经方家的逸闻趣事、医案医话，还是经方文献文物史料，都十分需要，因为经方派的家谱应该续写。

我更期待国家、社会团体和有识之士能加大对经方研究的支持。其支持可以是经费的资助，也可以是精神的鼓励，最好的是政策和法律的扶持。当今开展经方研究的束缚太多，法律风险不小，许多基层医生开展研究不易！

我期待在我国中医药高校都有经方课程，不仅仅是教研究生，还要教本科生。因为作为一名中医，经方不能不知，经方不能不用。经方平易，人人可学！

我还期待经方的声音继续在国际上响起。经方是中国的，但也是全人类的文明的一部分。增强中华文化的国际影响力，消除泱泱大国的文化赤字，经方可以尽一份力量！

我心中还有很多很多的期待。一个积极的人生，就是充满期待的人生！

辞旧迎新之际，衷心祝愿国内外所有研究经方、宣传推广经方、应用经方、支持呵护经方的人们身体健康，万事如意！

让我们共同期待 2010 年的好时光！

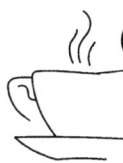

主题 之二

经方实验录

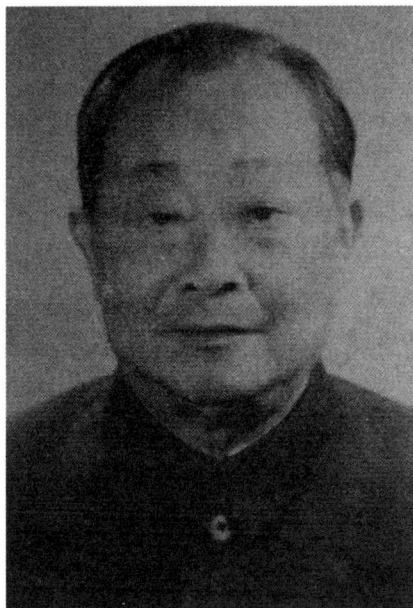

　　前人颂仲景方"效如桴鼓"，又说方证相对，覆杯而愈，盖经数千年亿万人次使用之积累。后人对仲景方不从实效推广应用处着手，唯从文字考订条文注释，以意推求，自谓复其原貌，而今之注解者又多引古注，使古人聚讼一室，相互非难，于是舍经方不议，专议后人之注。

——姜春华

柴胡加龙骨牡蛎汤治疗遗尿

zhaowenhua

2009 - 01 - 07

男性，56 岁，农民，体质壮实。

诉今年以来脱发已秃顶。近半个月来夜间尿频，睡着尿床不知，甚是苦恼。口干，食欲可，体力可，无头昏，大便正常。我试给柴胡加龙骨牡蛎汤五帖。今天患者来复诊，非常高兴，夜尿减少，再也不尿床，对我感谢不尽。再进五帖。我想是不是还能治疗他的脱发？故重用茯苓 30g。感谢经方，感谢黄老师！

黄煌 2009 - 01 - 07

此案好！柴胡加龙骨牡蛎汤可以治疗遗尿、阳痿，也可以治疗脱发。千古良方！其人体格壮实、精神苦恼是着眼点。

zhaowenhua 2009 - 01 - 07

谢谢黄老师的点评。自从接受了你的学术思想，我用经方，有不少成功的病例，使我更坚定将经方进行到底。

jszyxby 2009 - 01 - 07

楼主的经验让我重温"伤寒八九日，下之，胸满烦惊，小便不利，谵语，一身尽重，不可转侧者，柴胡加龙骨牡蛎汤主之"这一条文。遗尿应包含在小便不利中。该方强调了神经与精神症状。但在临床中治疗脱发可能需要时间长些，没有治疗遗尿那么快的。

一例肠伤寒治验的辨证思路

loushaokun

2009 – 03 – 04

周某，男，28 岁。住址：温州市洪殿菜场。

初诊日期：1996 年 10 月 9 日。

（一青年男性步入诊室，观其身体较壮实，体态还自如，精神稍差，面色略青白，表情淡漠。）

医生：哪里不舒服？

病人：发烧，住院 50 天了，体温是 38.8℃，西医诊断为肠伤寒。

（闻诊：语声略沙哑。）

思路：中医所说的发热包括了"自觉"和"他觉"两种，"他觉"发热又包括了"体温表测之"与"医者用手触摸之"，故该患者具有"发热"的表现。

医生：请说说发热开始时的情况。

病人：我侨居西班牙已七年，今年才回国探亲，8 月 16 日下午从马德里上飞机。上飞机时就觉得不舒服，头有点痛，还怕冷，晚饭也不想吃饭，当时没量体温，但夜里感觉冷得厉害。到了上海机场时，人就有点支持不住了，后来又转机到温州。在上海飞往温州的飞机上，感觉到发热、怕冷、头痛、腰痛、倦怠，不想吃任何东西，连坐都坐不住了。到家后，一量体温才 38℃。体温虽然不高，但全身不舒服，就到某大医院看病。当时检查血常规，知道白细胞下降了，经过几天的检查和临床观察，初步诊断为肠伤寒，就住院治疗了。住院治疗期间，体温一度高达 40℃。近一星期来，体温一直维持在 38℃左右。全身还是很不舒服。

医生：能把住院病历给我看看好吗？

病人：在这里，但是是复印件。

（观其病历，确断为肠伤寒，西药常规治疗。）

思路：古人所谓伤寒或瘟疫，相当于现在所谓的肠伤寒。《伤寒论》是援从诊治肠伤寒及类似肠伤寒的急性热病为例，研求患病机体的普遍反应规律，并在其基础上讲求疾病的通治方法。

医生：现在感觉到哪里不舒服？

病人：头痛，烦热，怕风，有时怕冷，你看我穿这么多衣服也没用。两胁胀满，西医认为是肝脾肿大所造成的。

思路：中医问诊，把"问寒热"摆在第一位。"问寒热"的重要性，在于分别疾病类型是外感还是内伤。50天前，病人突然体温升高，却自觉怕冷，为恶寒与发热并见，是外感太阳病的重要根据。然而紧接着50天的发烧和住院治疗，现在还感觉到有头痛、发热、恶寒等太阳病证，就有点反常了。但《伤寒论》六经辨证注重外感热病当前的脉证，注重研究患病机体的普遍反应规律，而不拘泥于发病的时日。所以，辨证思路还是沿着当前的主症向前推进。接下需要询问有关寒热并见的详细情况。

医生：发热怕冷是同时出现的吗？

病人：除发热怕冷是同时出现外，有时还感到一阵子冷，一阵子热。每天反复出现好几次冷热交替出现的症状。但一天里，上午、下午、白天、夜晚体温波动不明显，一直维持在38.5℃左右。

思路：患者怕冷与发热同时出现，这就是《伤寒论》所谓的太阳病的"恶寒发热"；怕冷与发热交替出现的症状，就是所谓的"往来寒热"，它是诊断少阳病的重要根据。寒热并见兼有往来寒热，加上两胁胀满，显然是太阳少阳并病。头为诸阳之会，三阳病都有头疼，所以要问清楚头痛的性质和具体位置。

医生：头痛在什么位置？头部除头痛外，还有其他什么感觉？后头项部有没有什么异常的感觉？

病人：头部疼痛在头的两侧和后头项部，头还有点儿晕晕的感觉。刚发病时项背部感到强急，当时我怀疑患脑膜炎了，后来住院治疗时，项背部强急感就消失了。

思路：颈项强直也是太阳病风寒表证的特殊主症，两旁头痛是少阳经络气血受阻。头部除疼痛外，还有点晕晕的感觉。这就是少阳病提纲证中的"目眩"的症状。太阳病有表虚、表实之分，临床以有汗、无汗作为鉴别的标准。所以需要问清患者出汗的情况。

医生：有没有汗？

病人：发热时有汗，但汗出不畅，出汗后，更加不舒服。

思路：太阳病桂枝汤证中的汗出，和阳明病白虎汤证中的汗出及少阴病中的汗出不一样，它是由于营卫失司，卫不固营，营阴外泄而汗出，但由于风寒束表，其性收引，肌腠闭塞，故使汗出不畅。在外感疠毒风寒之邪侵袭肌表的过程中，往往会伴随着上呼吸道感染的症状，它对于选方用药也是很重要的，所以要详细询问有关症状。

医生：有没有鼻塞、流涕、咳嗽等症状？

病人：没有鼻塞、流涕、咳嗽等症状。

医生：你刚才说头部除疼痛外，还有点晕晕的感觉，那口和咽喉里有什么感觉？

病人：口主要是感到有点苦。咽喉有干痛，声音有点沙哑。

思路：在少阳病提纲证中，明确提出"口苦，咽痛，目眩"。患者全部具备。

医生：胃里有什么感觉？大小便情况怎么样？

病人：50天来，胃口一直不好，一吃东西就恶心。大小便情况还可以，大便的量少了点，小便颜色有点黄。

思路：《伤寒论》少阳病的小柴胡汤证将"往来寒热"、"胸胁苦满"定为主症外，还把"心烦喜呕，默默不得饮食"列为主症。患者以上所说的症状，基本符合小柴胡汤证。在太阳病和太阳病少阳并病中，经常会出现全身关节都不舒服，所以要询问全身关节感觉？

医生：全身关节有什么感觉？

病人：自发病以来，全身关节都不舒服，又酸又痛。

思路：这就是《伤寒论》中所说的"肢节烦痛"。患者初步认为患者是太阳病少阳并病的柴胡桂枝汤证。但需要进一步通过腹诊、舌诊、脉诊来鉴别诊断。

医生：请你伸出舌头给我看看，伸出手来给我把把脉。

（患者舌淡红，舌苔薄淡黄；切脉所得，脉象浮弦略数。82次/分。）

思路：脉象浮弦数是太阳少阳并病的常规脉象。脉象略数是肠伤寒的独特的脉象——"相对缓脉"。舌诊提示外感风寒化热的趋向。现在还需要从初步诊断的"太阳病少阳并病的柴胡桂枝汤证"的基础上，进一步搜集病情资料来核实这一结论。中医四诊中，切诊包括脉诊、腹诊、经络诊。腹诊是仲景诊断学说中极为重要的一环，它比较客观，操作性强，可使诊断更加准确。日本汉方家非常重视腹诊，吉益东洞强调："腹证不详，不可处方。"这的确是得道之言。腹诊时，医生常在病人的左侧用右手诊察，此时应注意的是，如在腹诊一开始时，医生突然以手指强压腹部，则病人会突然紧张，或怕痒而矜持，诊察无从下手。故必先用手掌贴近腹壁，轻徐地向腹部抚压。从上到下，从左到右。诊其腹壁的厚薄；腹部各处，如上腹部、中腹部、下腹部、胁部的抵抗度；腹直肌的紧张度，以及腹部各处的动悸情况。腹诊时，应问明食后不久还是食前空腹，大小便情况。《伤寒论》中柴胡桂枝汤证除"两胁苦满"之外，一般都会出现"心下支结"的特殊腹证，所以还需要通过腹诊来证实。

医生：请你躺下仰卧，把两腿伸直，两臂顺沿两胁伸展，腹部不得用力，使之弛缓，心情不要紧张。

（腹诊时发现该患者"腹直肌拘挛"，这是桂枝汤和桂枝加芍药汤常见的腹证。又在季肋部感觉到充满感和阻力，从季肋弓下缘手指插向胸腔深按时，指头下面感觉到有抵抗而不能插入，此乃是柴胡剂的典型"两胁苦满"的腹证。患者左右季肋弓中部以下的腹直肌隆起于腹的浅表，恰如支持着心下，此乃是柴胡桂枝汤证的特殊腹证，《伤寒论》中将此腹证命名为"心下支结"。）

思路："心下支结"和"心下痞硬"的腹证很相似，腹诊时要通过医生的触觉和患者的异常感觉去区分。

医生：上腹部有什么感觉？

病人：上腹部没有疼痛，只是感到胃胀，胃好像有东西撑着。

思路：患者主要症状符合柴胡桂枝汤证，《伤寒论》中说："伤寒六七日，发热微恶寒，支节烦疼，微呕，心下支结，外证未去者，柴胡桂枝汤主之。"除"伤寒六七日"不符合外，其他症状一一符合。而发病的时间问题，历代医家均认为不必拘泥。综合望、闻、问、切四诊所搜集的临床资料，得出四诊病情记录和证名诊断结论如下：

[病案记录]

主诉：恶寒发热 50 天。

[四诊综叙]

患者因疠气传染而发病，初起恶寒、发热，头痛，西医住院治疗 50 天。因体温未恢复正常，求诊于中医。刻诊所见：恶寒、恶风、发热，自觉恶寒明显，往来寒热，有汗，口苦，咽痛，目眩。伴见两旁头痛，肢节酸痛。舌淡红，舌苔薄淡黄；脉象浮弦略数（脉搏：82 次/分；体温：38.8℃）。腹诊时发现"腹直肌拘挛"、"两胁苦满"、"心下支结"等腹证。

[证名] 太阳少阳并病的柴胡桂枝汤证。

[治法] 调和营卫，和解表里。

[方药] 柴胡桂枝汤方。

柴胡 15g，黄芩 10g，桂枝 10g，白芍 12g，半夏 10g，大枣 5 枚，生姜 5 片，甘草 10g。1 副

[针刺穴位] 太阳（三棱针刺血后，拔罐）

[治疗效果] 三棱针刺血拔罐后，大概不到半个小时，头痛明显减轻。服药一天后，恶寒发热消失，体温恢复正常，其他各种症状都明显减弱，自行出院，继续服用加减柴胡汤 7 副。随后患者自行停药，一个月后健康地返回西班牙。五年后再次回国探亲时，登门致意。大家回顾五年前的治病经历，都感叹不已。

五苓散合麻黄附子细辛汤治关节肿痛一例

佛　手

2009 – 04 – 07

　　我阿姨，去年冬天诊。60 多岁的人，近几年人嗜睡，不好动，猛发胖，记忆力下降明显，易患冻疮，血压忽高忽低不稳定。诊时病苦十指小关节肿胀疼痛，面色暗，有冻疮，似浮肿貌。

　　用桂枝 40g，生白术 20g，茯苓、猪苓、泽泻、生麻黄各 10g，熟附子 15g，细辛 10g，共为细末，每服 3g，1 日 2 次。当时计算细药粉约够吃 40 天。磨药剩的粗渣泡水喝。

　　近日来电告知，手部肿痛已消，瘦了 20 余斤，自谓现在好像怎么吃都不发胖了。

刘西强　2009 – 04 – 08

　　好经验。也有当归四逆汤的应用指征。

佛　手　2009 – 04 – 09

　　西强说的对，当时也确实如此想来，事实上用当归四逆汤肯定会见效的。但这里有个问题，也是学经方的难点——同类的证如何鉴别？曾经治一周身骨节酸重、乏力的慢性菌痢病人，开始用柴桂汤，用后世建中化湿的办法，用祛风湿的办法都见效。一日患者来诊，突悟此是麻杏苡甘汤证，遂投之，一剂而诸证霍然！良可思也！

佛　手　2009 – 09 – 14

　　上次又给阿姨做了料药，服后能下蹲了。

学习运用黄煌恩师经验五十案（选二）

何运强

2009 - 04 - 26

祖上四代中医，受家庭耳濡目染的影响，自幼便对中医有了那份刻骨铭心的感情。掐指算来临床已有13年了，曾有过博览群书的刻苦，曾有过漫长的求师之路，几多成功，几多失败，多少迷茫，多少辛酸。自己虽然愚钝，但对中医的热爱还算坚定和执着。医海中，多年来一直痛苦的沉浮和坚强地挣扎着！对黄煌老师的人品学问一直仰慕已久，但深入学习老师的学术经验还是最近一年多的事情，时间虽然不长，但通过对老师著作的学习及临床经验的运用，通过反复的比较和冷静的思考，我的眼前为之一亮！疗效的迅速提高，病源大量的增加，使我发现了前行道路中的一盏鲜红而耀眼的明灯！今就运用老师经验治疗的部分病案陆续发出，以就正于同道！

一、功能性子宫出血

田某，女，43岁，居住在河间市物价局家属楼。2009年3月27日初诊。月经淋漓不止40余天，某医院诊为功能性子宫出血，西药治疗不效。月经颜色鲜红有块，伴有口苦、心悸、胸闷、纳呆等症。舌红，脉弦数。

处方：黄连6g，黄芩12g，白芍30g，阿胶10g，生地10g，鸡子黄两枚（冲）。7副，水煎服。

二诊：漏血已止，他证减轻。效不更方，再进5副。随访痊愈。

按：功能性子宫出血为妇科常见病。读唐荣川《血证论》以五行论之，多从脾脏调理，临床验证效失参半，乃方证不明之故。黄师临床常用黄连阿胶汤治疗热证的崩漏，他在《经方的魅力》一书中谈到，下部出血见精神亢奋者皆可运用此方。诚为经验之谈！

二、冠心病心衰案

李某，女，65岁，河间市九吉乡前留守村人。素有冠心病史三年，于2007年春节前因阵发性前胸憋闷疼痛，双下肢水肿而住进河间市人民医院，诊断为冠心病心衰。经强心、利尿、扩血管等药物治疗，不见明显好转，主动要求回家过春节。春节后正月初五夜，前证突然加重，经人介绍邀余治疗。刻下：胸部憋闷疼痛，心悸，端坐呼吸，不能平卧，四肢觉凉，紫绀，双下肢凹陷性水肿。观其体形肥胖，肤白而松软，为黄芪体质。舌质紫，苔水滑，为干姜舌。脉象沉细，为附子脉。

处方：附子 30g（先煎），干姜 30g，白术 20g，黄芪 25g，桂枝 20g，赤芍 20g，茯苓 60g，桃仁 15g，丹皮 6g，生姜 30g，炙甘草 10g。1 副，水煎急服。

二诊：药后小便较多，憋闷疼痛心悸缓解。前方加丹参 30g，再进 5 副。

三诊：憋闷疼痛大轻，已能平卧睡眠，紫绀好转，四肢有暖意，水肿轻。唯感心悸乏力。

处方：附子 30g（先煎），干姜 30g，白术 20g，黄芪 30g，桂枝 20g，白芍 15g，茯苓 60g，桃仁 10g，丹皮 6g，生姜 30g，炙甘草 10g。7 副。

四诊：无憋闷疼痛，心悸好转，无紫绀，水肿轻微。仍觉无力，且伴胃脘胀满，纳呆。

处方：附子 15g（先煎），干姜 15g，白术 20g，黄芪 30g，桂枝 20g，白芍 15g，茯苓 30g，桃仁 10g，丹皮 6g，陈皮 10g，炙甘草 10g。7 副。

五诊：无水肿，饮食有增。

黄芪 30g，桂枝 20g，白芍 15g，茯苓 30g，桃仁 10g，丹皮 6g，陈皮 10g，炙甘草 10g。10 副。

药后病人家属来告，病人已能自己出入，一般情况可。

按：该病人实属危重，在西药治疗乏效的情况下，用大剂中药竟然收到了出人意料的效果。如果没有体质的辨证，如果没有方证的合拍，岂敢贸然重剂，岂能收效如此迅速。本病例运用了黄芪桂枝五物汤合真武汤，黄师常将两方结合用于慢性充血性心力衰竭，施用于那些黄芪体质，精神萎靡，畏寒肢冷，心悸气短，小便不利，头晕浮肿的病人。笔者体会一旦方证明确，附子必须重用，否则疗效不佳，贻误病情。

三、糖尿病肾病

马某，女，52 岁，献县本斋村人。2008 年 10 月 26 日初诊。患者糖尿病史十年，糖尿病肾病半年。目前尿潜血（＋＋＋），尿蛋白（＋＋＋），尿素氮 13.82mmol/L，血肌酐 210μmol/L，血糖 12.2mmol/L。刻下：面色萎黄，双眼睑及双下肢水肿，小腿粗糙色黯，乏力，纳差，无恶心呕吐等症。苔薄腻，脉沉。

处方：肉桂 10g，茯苓 40g，桃仁 10g，丹皮 10g，赤芍 20g，牛膝 20g，丹参 20g，石斛 10g。

服前方 45 副，症状无缓解，化验无改变。再次详审病人，体型偏胖，面色萎黄，腹大而软，辨为黄芪体质。

处方：黄芪 30g，肉桂 10g，茯苓 40g，丹皮 10g，赤芍 30g，桃仁 10g，牛膝 20g，石斛 10g，丹参 20g。

服上方 30 副，病人感乏力好转，尿素氮 11.4mmol/L，肌酐 195μmol/L，其他仍旧。就此病例请教黄煌老师，师曰：黄芪重用。

处方：黄芪 60g，肉桂 10g，茯苓 40g，丹皮 10g，赤芍 30g，桃仁 10g，牛膝 20g，石斛 10g，丹参 20g。

服上方三个月，乏力、食欲好转，肾功能恢复正常。尿蛋白（＋＋＋），尿潜血（－）。血糖 9mmol/L。水肿依旧。

上方再进 45 副，肾功能正常，尿蛋白（＋＋＋），水肿消失。沧州中心医院某肾病专家惊奇不已。目前病人仍在继续调理中。

按：本病属于疑难病症，余经验不多。以前曾对此种病证运用过肾气丸，疗效不著。起初余忽视了病人根本体质，从而效果未显。转而从病人体质着手，又经黄师指教，大剂量运用黄芪，经过守方坚持治疗，终于收到了意想不到的效果。病人体型胖，面黄，腹软，水肿，显然黄芪体质。下肢皮肤粗糙，乏力，提示桂枝茯苓丸和四味健步汤证，故三方合用之。

四、胃肠功能紊乱

王某，女，56 岁，2009 年 7 月 25 日初诊。身高 160cm，体重 50kg，形体偏瘦。

主诉：腹痛伴肛门坠胀 1 年。

现病史：1 年前患痢疾半个月，此后每排便即腹部隐痛，肛门坠胀。

西医检查：胃肠功能紊乱。

现症状：便后腹部隐痛，肛门坠胀；伴乏力，心悸，眠差，喜暖。无腹泻、便秘等证。舌淡苔白，脉象弱。

目前服用西药：无。

既往史：慢性浅表性胃炎 5 年。

治疗经过：初辨为补中益气汤证：黄芪 25g，党参 20g，白术 15g，陈皮 10g，当归 10g，升麻 6g，柴胡 6g，甘草 6g。5 副，水煎服，药后无效。再据睡眠不好，情绪烦躁，投以柴胡加龙骨牡蛎汤：柴胡 12g，黄芩 10g，半夏 10g，党参 10g，茯苓 20g，桂枝 10g，大黄 3g，龙骨 30g，牡蛎 30g，甘草 6g。7 副，煎服。药后复诊，依旧无效。思忖再三，转从体质辨证，认为此患者当为温经汤体质，遂以温经汤治疗：吴茱萸 10g，肉桂 10g，半夏 10g，麦冬 10g，丹皮 10g，党参 20g，阿胶 10g，当归 10g，白芍 15g，川芎 10g，生姜 3 片，甘草 6g。7 副，水煎，药后无腹痛，坠胀大轻，效不更方，守方再进七副，结果再无任何不适。

按：本案患者西医诊断明确，但治疗乏术，无奈转求中医治疗。余初辨为中气不足，予以补中益气汤，结果无效。又依据失眠烦躁等精神症状用柴胡加龙骨牡蛎汤，孰料又是无功。无奈撇开方证转从体质辨证。根据恩师黄煌教授的经验，该患者应属温经汤体质。其体质表现多为：羸瘦，肌肉松弛，腹壁薄而无力，唇干，肤色黄暗，毛发干枯易落等证。故毅然以温经汤投之，结果收到了意想不到的疗效。通过本案失败和成功两方面的经历，给人启示是深刻的，那就是临床诊断时切忌总是着眼于病人的表面症状，而忽视了病人的整体状态和基本矛盾，也再次体现了体质辨证在临床中的简捷和实用。

五、脑出血合并脑梗死案

任某，女，80 岁，河间市邱庄村人，体形健壮肥胖。于 2008 年 8 月 5 日突然右侧肢体瘫痪，市市人民医院急诊，CT 检查诊断为：脑出血合并脑梗死。病人家属因家庭经济困难要求回家治疗，主治大夫认为此病病情复杂，治疗起来矛盾，嘱以甲氰咪呱、胞二磷胆碱、能量合剂等药物治疗。病人回家后治疗两天无效，经人介绍求余中医治疗。病人既往有高血压及便秘病史 20 多年。刻下：病人右侧肢体瘫痪无力，头疼，恶心，血压180/100mmHg，肌力为 0 级；伴精神烦躁，纳差，睡眠少，发病后一直无大便，唇红，舌苔黄燥，脉象弦滑有力。予以下方治疗：

柴胡 12g，黄芩 20g，半夏 15g，大黄 15g，枳实 25g，硫苦 12g（兑），黄连 10g，黄柏 10g，栀子 10g，白芍 30g，甘草 6g。1 副，水煎服。

二诊：药后病人大便三次，无头疼，恶心消失，血压 160/100mmHg，有食欲，但右侧肢体无变化，仍旧烦躁不安。

柴胡 12g，黄芩 20g，半夏 10g，大黄 10g，枳实 25g，硫苦 10g（兑），黄连 10g，黄柏 10g，栀子 10g，白芍 30g，龙骨 30g，牡蛎 30g，甘草 6g。4 副，水煎服。

药后病人大便日两次，烦躁大减，右侧肢体肌力 2 级，食欲好，睡眠佳，予以前方再进四副。

三诊：病人肢体肌力 3 级，已经起床。大便每日两三次，精神烦躁反复。调方：

柴胡 12g，黄芩 20g，半夏 10g，大黄 8g，枳实 25g，硫苦 10g（兑），黄连 10g，黄柏 10g，栀子 10g，白芍 30g，龙骨 40g，牡蛎 40g，厚朴 10g，甘草 6g。4 副，水煎服。

四诊：病人肌力 4 级，由人搀扶已能下地活动，大便日两次，烦躁轻。再方：柴胡 12g，黄芩 15g，半夏 10g，大黄 6g，枳实 15g，硫苦 6g（兑），黄连 6g，黄柏 10g，栀子 10g，白芍 30g，龙骨 30g，牡蛎 30g，厚朴 10g，甘草 6g。4 副，水煎服。

药后病人家属来告，病人瘫痪肢体较前又有恢复，血压 160/100mmHg，一般情况可，CT 复查病灶大有减轻。嘱停中药汤剂，加强肢体功能锻炼，密切注意身体变化。

按：以前也曾用中药治疗一些中风的病人，皆以脏腑辨证，感觉效果不佳。近来用体质辨证与方证辨证合用经方治疗几例中风病人，实践中发现效果比脏腑辨证和时方治疗要好得多，此例为最典型者。该案应用了大柴胡汤合黄连解毒汤，黄师经验，两方合用对于高血压、高血脂、脑血管等病证见实热证者有很好的疗效，但体格必须壮实。实践证明，信然！

六、痞满案

姚某，男，40 岁，河间市九街人。患胃脘胀满一年余，胃镜诊断：浅表性胃炎。经用吗丁啉等多种西药治疗无效，转来我院治疗。刻下：胃部痞满，纳少，稍进寒凉食物，则肠鸣腹泻，舌苔黄腻，脉缓带弦意，余投以半夏泻心汤治疗，迭进数剂竟无寸效。后又转他医以理气消食之方治之，也无效果，几经辗转又来我处求治。余观其黄腻舌苔而一筹莫展，不知该从何处着手，进退维谷中请教黄煌老师。师诲曰：此乃黄芪建中汤证。余不解，请教老师为何使用此方？师答：请看该病人体质是否瘦弱？再看舌质淡否？余详查病人后，恍然大悟，老师所言极是，遂毅然投以黄芪建中汤：黄芪 25g，肉桂 10g，白芍 20g，饴糖 30g（烊），生姜 3 片，红枣 20g，甘草 6g。

7 副药后，病人复诊，面带笑容，言前证已失七八，守方再进七剂，病人痊愈。

按：从此例病人治疗经过中，余深深体会到，先辨体质再辨方证的实用性和科学性，领悟到体质辨证乃临床中一有效便捷的法门！老师运用黄芪建中汤的病人体质多为：面色黄，肌肉松弛或有浮肿。另外老师经验，舌质比舌苔重要。

七、卡他性中耳炎案

张某，女，61 岁，河间市土地局退休干部。感冒后右耳胀闷，耳鸣，耳聋两个月。市人民医院诊断为卡他性中耳炎，给予消炎药物和抗病毒类药物治疗无效。后转华北石油总医院行咽鼓管吹张术并予皮质类固醇及酶制剂治疗，亦未见效。无奈来我处以中医治疗。刻下：主诉耳鸣，耳聋，细小声音不闻，胀闷尤甚，心情烦躁，睡眠差，平时脾气暴躁，多疑，舌苔白，脉呈弦象。耳鼻喉科检查，耳内有大量积液。予以下方治之：

柴胡 12g，黄芩 10g，半夏 10g，党参 10g，当归 10g，川芎 10g，白芍 10g，茯苓 30g，泽泻 30g，白术 15g，甘草 6g，生姜 3 片，大枣 5 枚。5 副，水煎服。

二诊：前证感觉稍轻。情绪稳定，睡眠改善。药已中的，前方不变，再进五副。

三诊：病人面带欣喜，诉胀闷无，耳鸣、耳聋大轻。耳鼻喉科复查，耳内积液减少。

处方：柴胡 12g，黄芩 10g，半夏 10g，党参 10g，当归 10g，川芎 10g，白芍 10g，茯苓 60g，泽泻 30g，白术 30g，甘草 6g，生姜 3 片，大枣 5 枚。5 副，水煎服。

四诊：以前症状已不明显，惟有静时有所不适。病势已挫，当一鼓作气消灭残局。嘱守方再进 7 副。

五诊：病人已无任何不适，耳鼻喉科检查，耳内无积液。

按：该病人之卡他性中耳炎乃外感所致，在西医各种方法治疗无效的情况下不得已求中医治疗。一般中医治疗此病多用清热解毒之法，余偏用经方疗之。一据病人柴胡体质，二辨病所为少阳带，三识病人有瘀血水毒停蓄，故用小柴胡合当归芍药散治疗而收功。老师常把患者的胸胁部、身体的侧面、腹股沟等部位称之为柴胡带，是使用小柴胡汤的一个有力依据。

八、过敏性皮炎

张某，男，43 岁，形体偏瘦，河间市自来水公司职工。2008 年 3 月 10 日初诊。患者近一个月来每到夜间皮肤瘙痒，前胸上肢均出现红斑，丘疹，遇风冷和食辛辣事物后加重，沧州中心医院诊断为过敏性皮炎。给予抗过敏和激素治疗，初用有小效，后用无效，无奈转中医治疗。舌红，脉象弦。余辨为风邪，本"治风先治血，血行风自灭"之意处方：

生地 15g，当归 15g，白芍 20g，川芎 10g，桃仁 10g，红花 10g，乌蛇 10g，白鲜皮 15g，荆芥 10g，防风 12g，甘草 6g。5 副，水煎服。

复诊：药后无效。再次详观病人，表情烦躁，语无伦次，坐立不宁。问：最近有无伤心恼怒之事？回答：因夫妻感情不和于上月离婚。问：睡眠如何？答：一夜只能睡三四个小时。余辨此病人为柴胡体质，疏柴胡加龙骨牡蛎汤治疗。

柴胡 12g，黄芩 10g，半夏 10g，党参 10g，大黄 3g，桂枝 10g，茯苓 20g，龙骨 30g，牡蛎 30g，甘草 6g。5 副，水煎服。

三诊：药后夜间不再发作，红斑丘疹消失，睡眠可。原方再进 3 副。随诊至今未再发作。

按：本例患者西医诊断于前，余以风为患诊断于后，断然用活血之法治之，却忽视了病人的体质，从而导致了无效的结局。通过体质辨证，又结合病人有发作往来，休作有时之柴胡证的特点，紧紧抓住病人目前的全身状态和主要矛盾，转而收功。

九、过敏性鼻炎

白某，男，58 岁，南马滩村小学校长。患过敏性鼻炎 8 年，曾在北京、天津等大医院中西药治疗，皆效果不佳，于 2005 年秋来我处就诊。刻下：鼻流清涕，鼻塞，喷嚏连声，多白色稀痰，天冷或遇凉风加重。平日不易出汗，望其体型中等，肤色青黑，舌苔水滑，脉象弦滑，余辨为麻黄体质，小青龙汤方证。处方：麻黄 10g，桂枝 10g，白芍 10g，干姜 10g，细辛 6g，五味子 10g，附子 10g，半夏 10g，甘草 6g。5 副，水煎服。药后病人症状大轻，余以前方为主加黄芪、陈皮，又进 15 副，病人痊愈。随访至今没有复发。此后病人曾介绍大量鼻炎、鼻窦炎的患者前来就医。余为此事甚是高兴了一些时日。

按：小青龙汤是《伤寒论》中散寒化饮的方剂，主治咳而微喘，恶寒不渴，呕吐涎沫者。黄老师运用此方时常言：病人要有水样的鼻涕、水样的痰。笔者观察该病人体质强健，鼻涕为水样，痰液稀薄，于是毅然投以小青龙汤治疗，孰料多年痼疾竟霍然而愈，经方之神奇着实让人不可思议！

十、水肿

于某，女，63 岁，2008 年 3 月 10 日初诊。体形瘦弱，双下肢水肿两年有余。西医诊断不明确，中医曾用清热滋阴益肾等法治疗，均无效果。来诊时，水肿，肤色白皙，畏风怕冷，小便常规潜血（＋＋＋），苔白，脉弱。余告之，此阳虚也，他医以凉药治疗，大谬！遂投金匮肾气汤加味治疗 10 天，孰料病人药后，浑身燥热，头晕，失眠，难以忍受，药不对证，复改补气健脾之六君子汤治疗月余，病人一切依旧。面对病人羞愧之至！踌躇中求教黄师，师曰：桂枝茯苓丸合四味健步汤治之。处方：肉桂 10g，茯苓 30g，丹皮 10g，桃仁 10g，白芍 15g，赤芍 20g，牛膝 20g，石斛 15g，丹参 20g。

上方服用一个月后，病人诉感觉良好，水肿轻。再服半个月后化验，尿常规正常，余颇惊讶。后病人因劳累又发，用前方加味再服一个月，无水肿，尿常规皆为阴性，至今半年无复发。

按：此病人久治乏效，几经曲折，究其故乃不明病人之体质也！病人体形瘦弱，皮肤白皙，怕冷畏风，脉弱，显然桂枝体质。后见病人舌质黯，下肢粗糙，此为瘀血之象，故用桂枝茯苓丸。四味健步汤强壮下肢，改善局部血液循环，亦为中的之方，收效自是必然。黄师在《药证与经方》一书中提到，英国人实验研究发现桂枝茯苓丸能明显改善肾脏功能和病理所见。另据山西中医研究所报道，活血化瘀具有抗变态反应作用，从而减轻肾脏的变态反应性炎症、肾小球毛细血管通透性。当然，运用时必须要方证相应。余失败之病历，经黄师指点方柳暗花明。教训深刻，耐人寻味！

十一、乙肝案

张某，男，35 岁，市招商局职工，2008 年 5 月 7 日初诊。既往有乙肝大三阳病史三年，但谷丙转氨酶正常。近来因感冒劳累而全身乏力，腰酸，脘腹胀满，口苦，舌苔黄腻，脉弦。化验检查：大三阳，谷丙转氨酶400U。余以下方治疗：

柴胡 12g，茯苓 20g，枳壳 12g，蒲公英 20g，白术 10g，虎杖 15g，泽兰 12g，白花蛇舌草 30g，丹参 20g，甘草 6g。

上方服用一个月，病人前述症状无变化，化验依旧，且增腹部肠鸣、畏寒、失眠等症。余更方：

柴胡 12g，黄芩 10g，天花粉 15g，牡蛎 20g，干姜 10g，桂枝 10g，当归 10g，川芎 10g，茯苓 20g，泽泻 15g，白芍 15g，白术 20g，附子 10g，炙干草 6g。

上方服用一个月后，乏力好转，食欲增加，无腰酸，腹部暖，化验大三阳无变化，谷丙转氨酶100U。效不更方，前方再进一个月。

药后病人全部症状消失，化验大三阳依旧，谷丙转氨酶38U。

体会：病人初诊时，贸然以清热利湿、活血化瘀的时方治之，不仅无效，且致太阴虚寒证出现。后经用柴胡桂枝干姜汤合当归芍药散治疗，却收到了意想不到的效果，充分体现了方证辨证的准确和经方的无穷魅力！恩师言，柴胡桂枝干姜汤在日本经常用于那些体质虚弱的病人。笔者体会，本方在临床应用极为广泛，而且效果非凡。临床把握要从病人整体状态、六经发展变化处着手为好。当归芍药散一方，老师多用于腹痛、痛经、月经不调、肝炎、黄疸、肝硬化等病，常伴大便不成形、贫血、浮肿、头疼、头晕、心悸等症。柴胡桂枝干姜汤合当归芍药散为胡希恕临床善用之合方。恩师用此合方治疗肝病也有独到的经验。

十二、痤疮

徐某，男，22 岁。唐山某大学在校生。2009 年 7 月 25 日初诊。患者形体中等，面暗唇红。患痤疮半年余，整个脸庞密密麻麻，大如豆粒，红肿且有白色脓头，以下颌为著，食辛辣食物后加重。曾用治疗痤疮外用药但无效。咽喉暗红，舌质红，苔腻微黄，脉滑。处以荆芥连翘汤治之：

黄连 6g，黄芩 10g，黄柏 10g，栀子 10g，生地 15g，当归 10g，白芍 10g，川芎 10g，荆芥 10g，桔梗 10g，薄荷 10g，连翘 20g，白芷 10g，柴胡 12g，甘草 6g。七副，水煎服。

药后痤疮减轻，脓头消失。守方服用 21 副，痤疮已不明显。

按：痤疮好发于青年人，严重影响美观和心情，而且临床治疗往往缺乏有效的方法。恩师通过多年的临床观察，发现日本一贯堂的经验方荆芥连翘汤治疗此病有较好的疗效。使用此方的指征为：疮体高突明亮，色红化脓，脓液黏稠，多体格强健，面色潮红或红黑，有油光，目睛充血，咽喉充血，唇红，易焦虑烦躁。此方虽非经方，但因配伍严谨，方证明确，故临床应用广泛而效佳。

十三、泄泻

周某，男，45 岁，华北石油采油三厂职工。2009 年 7 月 5 日初诊。患者形体微胖，肤色黯黑。主诉腹胀腹泻一年余，饮食稍有不慎即肠鸣腹泻，甚时每日五六次，精神疲乏，面有愁容，无腹痛，便无脓血。曾服四神丸、附子理中丸、痛泻要方、苯乙哌啶等药物而无一效。余根据病人腹胀和面色忧郁而毅然投以恩师之经验方八味解郁汤：

柴胡 12g，枳壳 10g，白芍 10g，半夏 10g，茯苓 20g，厚朴 10g，苏梗 10g，生姜 3 片，大枣 5 个，甘草 6g，5 副，水煎服。

二诊：病人药后腹胀减轻，余颇自信，嘱其再服前方 7 副。

三诊：病人诉症状变化不大，且有失眠，口干苦，尤感腹部畏寒，余更方：

柴胡 12g，黄芩 10g，天花粉 10g，附子 10g，肉桂 10g，牡蛎 20g，干姜 10g，甘草 6g。5 副，水煎服。

四诊：前症依旧。余面对病人心怀内疚！无奈不得不静下心来，再次仔细查看病人。查其右关脉沉伏不出，重按至骨方得，此乃黄师所言之附子脉，查左脉亦无弦象。腹诊：肋下也无硬满，咽喉望诊见咽喉深处有水液甚多，舌苔虽黄而舌质淡。综合分析，此病人并无柴胡证，顿悟乃附子理中汤证，然前医投以附子理中丸药无效，恐药力未到之故。遂再以下方治之：

附子 30g（先煎），党参 20g，白术 20g，干姜 10g，肉桂 10g，甘草 10g。5 副，水煎服。

五诊：病人服药后腹泻较前增加，但排气增多，腹胀大轻，自觉甚是舒服，此乃积寒外泻之佳兆，嘱前方再进 10 副。

六诊：大便成形，日 1 次，精神振作，无失眠。腹部已暖。

按：此病非疑难病症，然几经周折方收佳效，实乃余孟浪之过也。查证不周，分析不细，焉会有效？此病人忧郁失眠等症乃为病所苦，而非致病之因，苔黄亦假象也。此案之成功实得力于黄师诊察之法。附子脉为黄师临床之独到发现，咽喉诊为老师继承苏南朱氏伤寒之独家经验。临床所得颇有价值，当为我辈临床之一助。

四十四、失眠

案 1：高某，女，56 岁，河间市榆林庄村人。2009 年 9 月 25 日初诊。患者形体丰满，面色滋润光滑。主诉失眠五年，每夜睡眠在三四个小时左右，伴心烦意乱、多梦、健忘、心悸、头晕等症。曾在他处服用镇静安神等中药多时而无效。问之平日易恶心晕车。腹诊，上腹部硬满。舌苔白，脉有滑象。

处方：陈皮 10g，半夏 10g，茯苓 20g，枳壳 12g，竹茹 12g，栀子 10g，厚朴 10g，甘草 6g。7 副，水煎服。

二诊：寸效未见，思之从体质方证辨证应该准确，为何无效？恐药物剂量不足，于是调整为下方：

陈皮 30g，半夏 50g，茯苓 40g，枳壳 30g，栀子 10g，厚朴 20g，竹茹 12g，甘草 6g。7 副，水煎服。

三诊：病人诉药后睡眠大好，已经睡眠 6 小时左右，且梦少，心悸轻，原方再进 15 副。

四诊：睡眠已到七八小时，精力旺盛，心情愉快。家人云：与以前相比简直判若两人！

按：当代社会多元化，事业艰难，生活琐碎，人情复杂，以至很多人多思善虑，精神负担加重，从而失眠者增加。而西医治疗不仅效果不佳而且副作用人人皆知，无奈希望中医治疗。时下大多中医亦体质不分，脉象不察，杂药乱投，多用枣仁、远志、朱砂等安神镇静之药，然收效甚微。该患者余运用恩师经验辨半夏体质于前，认温胆汤证、栀子厚朴汤证从后，结果竟无疗效。经再三斟酌考虑辨证应该无误，遂以原方大剂量治之，最后收到了很好的效果。笔者以前根据家传经验治，疗失眠亦爱运用温胆汤，但剂量平平，自随老师侍诊后发现，老师运用该方治疗顽固性失眠剂量偏大，尤其半夏之量，老师经验该药大剂量应用有很好的镇静催眠的作用，经此病人使用可见老师经验可靠，值得学习和反复运用。古人云："中医不传之秘在量。"信然！

案2：于某，女，36岁，河间市一街人。2009年10月三日初诊。形体中等。失眠多梦三年，每夜睡眠两三个小时，醒后难眠，深以为苦，伴有烦躁、忧郁、健忘等症。舌苔白，脉象弦滑。

处方：柴胡12g，黄芩10g，半夏10g，党参10g，大黄3g，茯苓20g，桂枝10g，龙骨30g，牡蛎30g，甘草6g。7副，水煎服。

药后未见丝毫变化，又据惊恐不安之证处以下方：

黄芪25g，党参20g，半夏20g，远志15g，茯苓20g，陈皮10g，枳壳10g，竹茹12g，石菖蒲10g，麦门冬10g，五味子10g，甘草6g。7副，水煎服。

复诊依然无效。奈何再次详细诊察病人，蓦然发现病人有熊猫眼之证，双小腿亦粗糙有皮屑。腹诊，患者上腹胀满。另外，病人自诉平日便秘，3~5天1次，干燥难解，痛苦莫名。余恍然顿悟，毅然处以下方：

柴胡12g，枳壳30g，白芍60g，赤芍30g，川芎10g，桃仁10g，红花10g，当归50g。7副，水煎服。

药后病人复诊，诉睡眠有所改善，大便两日1次，较为舒畅。前方续服21副。

随访，睡眠已有6小时，大便尚可。

按：失眠一症，临床不仅常见更是难治，往往病家失眠而医者因为治疗乏效也会失眠，非亲身经历者难有此深刻体会。该病人余初用柴胡加龙骨牡蛎汤无效，又投十味温胆汤也无效。面对病家信任之情，羞愧有加。当细心全面诊察查病人时，发现病人有熊猫眼、下肢粗糙、便秘等瘀血指征，遂投恩师验方八味活血汤治疗，结果睡眠好转，便秘改善。活血化瘀治疗失眠，古人经验颇多，前有清代医家王清任，后有民国范文甫，当代何绍奇先生也多用之。随老师抄方，读老师医案，老师对于一些用安神镇静药治疗乏效的患者会仔细寻求瘀血指征，然后用八味活血汤治疗。此病人因有便秘，故方中加重了白芍和当归的剂量，而减去甘草。

经方治验实录

经方中

2009 – 05 – 18

案1：杨某，女，36岁。咳嗽伴胸闷气短10天。在家输液5天不效来诊。刻下：胸闷气短，咽痒，咳嗽吐白痰，咳重则遗尿。胃脘胀满，大便干，二三日一行。苔白，脉弦。体胖，面暗红。拟柴朴汤5副。

柴胡12g，黄芩10g，半夏10g，甘草10g，党参12g，生姜10g，大枣10g，厚朴10g，炒苏子12g，茯苓15g，大黄10g，桔梗10g。

二诊：3副后各证消失，余2副继服。

按：小柴胡汤治咳，《伤寒论》有明文，多为邪犯少阳，枢机不利而至的咳嗽。本案咽痒，胃脘胀满，是胃咽相关的半夏厚朴汤证，故两方合用。用大黄是通腑宣肺法，腑气一通，咳嗽自减。加桔梗实际暗合排脓汤，我用排脓汤和排痰散是学习了黄老师的经验。

案2：李某，男，29岁。咳嗽20余日，Cr片示：支气管炎。在某乡医院输液10天不效来诊。

刻下：咽痒呛咳，几无宁时，胸闷气短，痰少，有时喉中有哮鸣音，流清涕。纳、眠、二便可。舌淡苔薄，脉浮弦。体高不瘦，皮肤浅黑。眼大，双眼皮。与柴朴汤加味。

柴胡12g，黄芩12g，半夏12g，甘草10g，生姜10g，大枣10g，党参12g，厚朴10g，苏梗10g，茯苓15g，射干10g，麻黄10g。5剂，日1副，水煎服。

二诊：服后各症大减，5副服完呛咳几乎全止，又开5副善后。

按：本案是柴胡半夏合体，又感外邪所致，咽痒呛咳如同"咽中如有炙脔"，故可用半夏厚朴汤。因喉中有哮鸣音，加射干、麻黄，取"喉中水鸡声，射干麻黄汤主之"之意。

黄煌　2009 – 05 – 18

经方中的医案质朴简洁，希望有更多的佳案贴出共享！

仆本恨人　2009 – 05 – 19

请教经方中兄：杨某案不用大黄行否？因为柴胡汤本有通腑之功。如果不行，宜何时加用大黄？李某案何以见得是柴胡半夏合体？眼大、双眼皮是何种体质的佐证？谢谢。

经方中 2009 - 05 - 19

案3：杨某，男，54岁。一年之中需要多次打120急诊，医院多诊为"冠状动脉功能不全"，治疗缓解后出院。

刻下：心前区、胃脘憋闷，失气或嗳气后感觉舒适。食欲不振，面容愁苦，失眠多梦，二便尚调。舌苔白，脉沉。胃镜示，十二指肠球炎，体中等，面浅黑，眼大，平素急躁易怒。予黄老师的解郁汤3剂。

柴胡12g，枳实12g，白芍15g，甘草10g，半夏12g，厚朴15g，苏叶10g，干姜10g，茯苓20g，生姜10g。

二诊：心前区、胃脘憋闷减轻，食欲增加，对治疗有了信心（患者一向不信任中医）。舌脉如前，原方继续服用。共服21剂感觉良好，无明显不适，遂停药观察。到现在已一年有余未复发。

按：解郁汤是老师常用的经验方，我从江阴回来后应用比较多，效果满意。本方是四逆散与半夏厚朴汤的合方，适用于柴胡半夏结合体质，以及相应的病证，可谓是黄金组合。本例患者是柴半合体，多次急诊导致其身心俱病，故解郁为治疗大法，获效也源于此。

经方中 2009 - 05 - 19

回仆本恨人兄：案1患者体胖，大便干，胃脘胀满是腑气不通，用大黄通腑降气，传统中医认为肺与大肠相表里。另外，不用大黄效果可能迟缓。小柴胡汤虽有通腑之功，但作用和缓，偏于"和"，没有大黄通关斩将之快捷、勇猛。

柴胡体质的人多不胖，皮肤浅黑。大眼、双眼皮多提示是半夏体质的外在特征。体质的推断有时根据特征，有时按疾病谱来断定，当然我的断定不一定正确，需要更好地深入学习。

咖啡猫猫 2009 - 05 - 19

疗效卓著，佳案！可见柴朴汤是治疗外感咳嗽的常用方。案2患者体高不瘦，皮肤浅黑，是否为麻黄体质？并且"喉中有水鸡声"，可否径用射干麻黄汤亦能取效？

经方医案四则

zure

2009 - 05 - 18

一、肠易激综合征

林某，男，30 余岁。体形中等，面暗，尚有光泽，单眼皮。诉每晚 8 点腹痛腹泻，始为烂便，后为水样，泻后痛减，每晚均有两次，已持续约一月。舌淡，舌面两侧有细小泡沫堆积成的唾液线，脉浮软。腹诊：腹软，剑突下略硬。小腿皮肤干，有红点，色暗，每晚痒。有吸烟史。

予柴苓汤：柴胡 12g，黄芩 10g，党参 10g，法半夏 10g，干姜 3g，大枣 20g，甘草 3g，茯苓 20g，白术 20g，猪苓 20g，肉桂 10g，泽泻 30g，3 剂。

病人一周后复诊，诉服 2 副后，已基本无腹泻，腹部仍有隐痛。仍予原方 7 副。服 12 副后，已无腹痛腹泻，又予原方 7 副巩固。

按：之前治疗过一些肠易激病人，用过解郁汤、除烦汤，可能对方证把握不好，效果不尽如人意。所以此病人就诊时，想另辟蹊径。舌脉无热象，而舌有唾液线，水泻可理解为洞泻，故用五苓散；合小柴胡汤，一是此人似柴胡体质，二是小腿有红点、痒，而小柴胡汤可治疗皮肤过敏，所以合用。没想到收到这么好的效果。病人诉服药后小腿痒亦明显减轻。查文献，似无柴苓汤治疗肠易激综合征的报道，但黄师常用其治疗肿瘤病人体质虚弱导致的腹泻，经方中也有类似案例。此病人虽不甚虚，因有皮肤过敏和水泻而用之，效果尚佳。肠易激综合征病人的肠道敏感性增高，柴苓汤是否有降低本病患者肠道敏感性的作用，尚不得而知。

二、急性胃肠炎

魏某，男，42 岁。体瘦面白，面呈长形，无明显光泽。腹泻水样便 2 日，无呕，觉腹中气多，舌暗，舌两侧有唾液线。口不干，有头痛。昨晚微发热，有汗出，现无发热。纳差。脉软，96 次/分。大便常规未发现红、白细胞，潜血试验阴性。

由于腹泻较久，予能量合剂静滴一次：葡萄糖 250ml，加入 ATP40mg、VitC1.0、VitB$_6$0.1、辅酶 A100 单位，同时予桂枝汤合五苓散加葛根：桂枝 15g，白芍 10g，干姜 5g，大枣 3 枚，甘草 3g，葛根 30g，白术 20g，茯苓 20g，泽泻 30g，猪苓 10g。3 副。三日后随访，病人诉 2 副后即觉明显好转，3 副服完已无腹泻，现已上班。

按：据我观察，腹泻病人五苓散证很多，常有以下特点：水泻、呕吐、口干、舌淡红润有齿印、脉数软，人胖或瘦，面常偏白；腹诊无压痛，腹较软。本次合用桂枝汤，是因为桂枝体质，加上有头痛、汗出，有发热史。但《伤寒论》有"霍乱头痛发热身疼痛，热多欲饮水者，五苓散主之"之句，此病人也符合，那么不合桂枝汤，是否也可以？对于水泻病人，有时为求保险，常又予西药蒙脱石散或成药藿香正气丸等，致使不好判断经方疗效。另外，此类病人求愈心切，对于单用中药能否治愈常怀疑，故单纯使用经方的机会不多。此病人对我还比较信任，所以除补充液体外，未用其他药。曹颖甫先生谓五苓散治愈洞泄多人，实非虚言。

三、泌尿系结石

李某，男，24 岁。腰痛 2 日，在某诊所 B 超示：双肾结石 5～6mm，伴右肾积水，右输尿管结石。在诊所输液后未好转，现仍有腰痛。小便不黄，昨晚有尿不出感，有尿急，无尿痛，口干欲饮。体瘦，面圆肤白偏瘦，面有疮疖。略有焦虑，关心病情。体查：双肾无叩击痛，腹扁平凹陷，腹肌紧张，可扪及腹主动脉搏动。双侧下腹有压痛，麦氏点压痛不显。双小腿皮肤干燥，痒。舌暗，有唾液线，口干欲饮，苔薄少。

处方：黄师的解痉排石方。

柴胡 15g，白芍 30g，枳实 20g，甘草 5g，桂枝 15g，茯苓 20g，丹皮 10g，桃仁 10g，猪苓 10g，泽泻 20g，滑石 20g，当归 12g，川芎 6g。5 副。

四日后随访，病人诉服前 2 副药后没什么反应，第 3 副后效果比较明显，现仅余轻微疼痛。嘱病人可续服此方，并告知病人，双肾结石可能是结石体质，要注意饮食，过一段时间后来复查 B 超。但病人一直未来复查，致使病案不完整，有些遗憾。

按：病人疼痛减轻，有可能是输尿管结石排出，双肾结石可能未排出。解痉排石方是从黄师医案处学得（见"肾绞痛反复发作案"），由四逆散、五苓散、猪苓汤、桂枝茯苓丸、当归芍药散合方减白术、阿胶而成，我体会这是一张对病方，从命名上也可看出。此病人面白偏瘦，似桂枝体质。口干欲饮，小便不利，可用五苓散、猪苓汤；尿急、腰痛，可用四逆散解痉；下腹压痛，小腿痒提示可用桂枝茯苓丸去瘀血；当归、川芎重用治疗泌尿系结石疼痛也是黄师的经验（我的用量还不够大）。此方与小荣兄介绍的"总攻排石法"的方颇有相似之处，读者可参考右输尿管结石总攻排石案。此方的组成按黄波兄的说法，一是解痉作用明显，促进排石；

二是改善局部供血。

四、水痘

甄某，女，14 岁。面偏黑，体较壮。出水痘二日，局限在面、颈、前胸。伴低热，怕冷，无汗，不咳。舌淡胖大，苔薄白滑，舌边生疮，诉易咬到舌头。口不干，不欲饮。纳可，大便不干，尚正常。头不痛，觉骨痛、腰背痛，脉滑，76 次/分，尚有力。咽喉痛，查咽淡红，扁桃体Ⅱ°肿大。

思此女是麻黄体质，表寒证很明显，予葛根汤原方：葛根 40g，麻黄 6g，桂枝 12g，白芍 12g，生姜 3 片，大枣 5 枚，甘草 5g，桔梗 8g。2 副。

服第一副后，其母诉当晚发烧至 39℃，仍有骨痛、腰痛，当晚加了退烧西药（可能是非甾体类抗炎药）后，出小汗热退。服用 4 副后，舌、咽已不痛，诸症消失，水痘已结痂，恢复上学。

按：我没有治疗水痘的经验，此例用葛根汤，纯是从症状群、体质想到此方。治疗过程中曾翻书并与网友讨论，发现《汉方诊疗要览》并不推荐水痘用葛根汤，且谓"水痘以恶寒、发热而发病者甚少，很少葛根汤证"，并推荐芍药四物解肌汤（芍药、黄芩、升麻、葛根）。城里娃脑网友推荐保元汤（黄芪、人参、肉桂、甘草），当时未见到黄芪证而未用，现在想来，或可有促使痘发的作用。水痘为一自限性疾病，自然病程约两至三周，但本例用葛根汤解除了表寒证的不适症状，应该也有提高生活质量和促使病情向愈的作用吧？供大家参考。服第一剂后体温升高而无汗，我想是麻黄量不够的缘故。

黄煌 2009 – 05 – 18

几个医案都不错，用药谨慎，观察细致，祝 zure 不断实践经方，取得更大的进步！

李小荣 2009 – 05 – 18

好案！zure 为人朴实，案也朴实！水痘案如果合五苓散是否会更好些？

仆本恨人 2009 – 05 – 18

对于案二，我也有与 zure 兄同样的困惑，我觉得不必合用桂枝汤。因为症状没有超出五苓散证，不知道这样理解对不对。但到底什么时候应该病和体质一并考虑，然后合并用药？什么时候不必合并用药呢？请诸师友见告为盼。

zure　2009－05－18

　　谢谢黄老师和各位网友鼓励，我会继续努力的。对于水痘案没有用五苓散主要是怕渗利后可能不利于发痘出来，好像古人也有此一说，不知有没有道理？

zure　2009－05－18

　　回仆本恨人：我处方还是想面面俱到，只要看到比较像某个方证的情况，就想合方，总想把症状一网打尽，可能我们需要学习的是如何做减法，精炼处方，仲景是这方面的高手吧。

　　仆本恨人兄的问题试着回答如下：对于何时患病和体质一并考虑，然后合并用药（方）？我想，一种情况是在这个病人身上，治病（改善病理状态）和调理体质具有同等的重要性。如果治病不顾调体，则体质的问题对疾病的痊愈会起掣肘的作用；如果只调体而不顾治病，那么不能解决比较紧迫的病的问题，两方面的矛盾需要同时解决，所以要合并用药（方）。当然还有一种情况，就是某病人表现出的疾病、方证和体质是高度一致的，用一个方就能既治病，又调体，这时就不需要合方了。另外，还需注意的是，合方应该没有明显的治疗效用上的矛盾，不会出现"自己跟自己打架"的局面。

　　什么时候不必合并用药（方）？一种情况是病人出现的疾病（症状群）比较明显，与他的体质没有直接的关系。比如一个半夏体质的人出现太阳伤寒证，我们可只考虑病，用葛根汤，体质可以暂时忽略；而且我们应该有把握，此时对病用药（方）不会对体质造成负面的影响。另外一种情况是病人体质方面的表现已经比较明显，可以选用某个调体方，而他的病比较复杂，难以各个击破，就像黄老师说的"治疗晚期肿瘤要不管旧病"那样，这时调理体质相当于改善"基本病理状态"，其病有可能随之好转，不用针对各种病而面面俱到。还有一种情况，就是病人体质和病的问题都比较严重，但如果同时用调体方和治病方，可能会互相打架，所以先用治病方，病去了再调体，大约算是急则治其标，缓则治其本吧。

仆本恨人　2009－05－19

　　zure兄所答解我许多疑难，就象彷徨在十字路口的外地人碰到了一个热心的当地人的指引。"我处方还是想面面俱到，只要看到比较像某个方证的情况，就想合方，总想把症状一网打尽"，仆也如是。我体会

"观察细致"未必是好事，有时不妨把眼睛眯起来，或看得远一些，模糊些，这样反而能把握整体，太近，太细，容易犯只见树木的毛病。当然，所贵者在于远近搭配，粗细结合。只是要做到这一层不是一件简单的事。

黄煌 2009 – 05 – 19

仆本恨人道友的比喻很有道理！有时候，在见病人的瞬间就浮现的方证，是最准的，但也有的是错误的，或有偏差的。这与医生的经验有关，也与医生的即时精神状态有关。

李小荣 2009 – 05 – 19

1. 水痘不比麻疹，非得出透方愈；

2. 五苓散不是渗利，而是调节体内水液代谢。利出来的是病理的没有生理意义的津液，是水毒。

咖啡猫猫 2009 – 05 – 19

很好的医案，特别是对病人的体貌特征描述详细，对体质的辨识很有好处。对于水痘案，患者表证明显，但同时有舌边生疮，咽喉疼痛，扁桃体肿大，能否看作外寒内热呢？能否加上生石膏，即含有大青龙汤之意，加强解表退热作用？

zure 2009 – 05 – 19

回咖啡猫猫：兄意见很好。对于此例是寒是热，当时还是犹豫了一下的，外寒应该没有异议，只是当时顾虑用凉药是否会妨碍痘发，加之舌不红，扁桃体虽肿但不红，所以没有加。从治疗经过来看，可能加石膏或用大青龙汤会更好。之前也治疗过这个小女孩的感冒咳嗽之类，都是用麻黄剂，多数是用葛根汤，有时也加石膏。经你提醒才想到，虽然同一个人的病不同，但表现出的方证却是那么的相似。

sn8660720dg 2009 – 06 – 17

治水痘，我用银翘散加杏仁，重用滑石、薏苡仁，有极好的疗效。当然是属于湿热证。

王晓军　2009 - 06 - 20

　　治水痘，我喜用小柴胡汤加连翘、六一散为主方，也有见到第一诊并不发热，而用药一剂后反而出现发热，我每视之为服药后机体抵抗力增强，与邪相争于外的表现，所以可事先告知患儿家长，说明其中的道理及处理方法，免得家长因服药后出现发热而生疑发问，反致慌张矣！

真武汤合己椒苈黄丸加减治疗扩张性心肌病

ggkkpp

2009 – 05 – 30

袁某，男性，40 岁。确诊扩张性心肌病一年，经常服用阿司匹林肠溶片、单硝酸异山梨酯片、冠脉宁片，病情尚稳定。近因感冒后继发支气管炎，导致病情加重，于 2009 年 3 月 6 日来我处门诊。

刻下：时有咳嗽，气喘、心悸、胸闷，伴畏寒。胃脘胀闷，下肢水肿已两天，午夜不能平卧。纳可，尿量减少，大便正常。

体检：血压 124/80mmHg，心率 84 次/分，律齐。心尖区闻收缩期三级杂音，下肢凹陷性水肿明显。舌淡红，苔薄白，脉细偏沉。双手冷。

建议其住院，但因身为民工，囊中羞涩，要求中药治疗。

中医诊断：水肿、喘证（心阳不振，水气凌心）。

西医诊断：扩张性心肌病，心力衰竭。

中医治则：温振心阳，利水平喘。

附子 12g，干姜 6g，细辛 9g，党参 15g，黄芪 15g，葶苈子 15g，汉防己 10g，花椒目 10g，车前子 15g，桑白皮 6g，茯苓 15g，红枣 20g，炙甘草 6g，5 副。

2009 年 3 月 11 日二诊：症情好转，自觉心悸气喘缓解，夜间已能平卧，饮食正常，尿量增多，下肢水肿去半，畏寒减，无乏力。舌净，脉缓。

原方增附子为 15g，葶苈子为 30g；加白术 15g，冬瓜皮 15g，续服 7 副。

2009 年 3 月 17 日三诊：诸症皆失，自诉已一如常人，无乏力。舌淡红，苔薄，脉缓。

原方去葶苈子、车前子，增冬瓜皮为 30g，续服 7 剂。

体会：该患者所患之心悸、水肿、喘症，皆因心阳不振，水气停留体内脏腑所致，故当用仲景之真武汤加减为宜，效果迅捷而未见不良反应。人所共知，扩张性心肌病是临床上较难治之病，常可导致心衰甚至心脏猝死。患者身为民工，无钱住院治疗，权衡中自行选择中医中药，想到的正是中医中药的价廉效高，平易近人。最后的疗效也证明了中医中药确能为其排忧解难。倘若住院西医治疗，没个三五千元不行！所以不要小看了自己！任何西医棘手处，都是我们中医的出手之处！关键到时候得有真本事！

大黄附子汤，疗病真妙方

医海一票

2009 - 07 - 30

冷妇，伏暑天晚饭饱食油煎之茄盒，临睡又食冰镇西瓜若干，半夜脐周疼痛，呈阵发性绞痛，服莨菪等疼痛不减，不呕不泄，肠鸣音亢进，喜温而拒按，至次日清晨身发低热37.8℃，疼痛加重，脉弦。素畏针药，思之原是饱食油腻难消之品后又食寒凉，寒性凝滞而收引，寒热错杂故不泻不吐而腹痛作，酷暑难耐之时寒敛气孔故身热。处方：生大黄15g，黑附片10g，辽细辛全草10g，生姜15g，1副，水煎20分钟后即空腹服，忌茶、生冷、油腻。服后半小时绞痛即失，疼痛大减，六小时后大便一次而疼痛如失，汗出热退，遂停后服。

黄煌 2009 - 08 - 02

好案！我准备在今天伦敦经方班讲大黄类方时引用。谢谢！

射干麻黄汤治好了"一月净"

医海一粟

2009 – 08 – 14

　　邻居之外甥，男，2岁半，家居青岛城阳区与即墨市之交界处轮胎厂。平素极易感冒，伴咳喘，调治不易（一月一次有年余）。工人在城市中生活艰难，其父母每月之工资除去必需开支，剩余全为儿子治病花尽，工友戏称其家为"一月净"。前因邻居之女患久咳经我中药治愈，无奈而远涉两百余里就诊我处。病儿就诊时喉中痰鸣、"呀呷"声大，时咳而"呀呷"稍减，面黄稍胖而泛白，鼻流清涕，舌淡胖有齿痕，苔薄白，风关脉络紫浮而细直。听诊：双肺满布湿啰音。家长述其感冒至今已20余日，某医院为其输液10余日，轻而不除，中年得子越娇贵而越不成器云云。我处方：射干10g，生麻黄12g，辽细辛根3g，紫菀10g，款冬花10g，姜半夏10g，五味子6g，生姜5片，大枣3枚，1副，水煎3次掺一起浓缩得200ml，每次服20ml，每日3次。

　　复诊：咳喘流涕已微，加生甘草10g，又开一副，如上法煎，每服10ml，每日2次。再诊后病儿家长笑曰：初看大夫年轻，以为浪得虚名，心生埋怨其姐夫妇之意，服药后有效，现在我算服了。哈哈，其人耿直如此。

　　半年后，患儿家长托人欲为其捎上次之药，说是待感冒后好服用以预防反复云云。

　　此案是我初出茅庐第一次运用经方治愈疾病，真如经上所言，一剂知、二剂已。

　　我其时也迷信时方温病学说，因为我实习时，我的老师之一徐师精通《温病条辨》，病人很多，对银翘散的应用很是灵活，眼见他为许多久治不愈的病人三剂退热，是省内为数不多的全国五百名名老中医之一。而我的另一位老师刘师精通《金匮要略》，病人也不少，但影响力不如前者，老先生治病处方经常是原方原量只字不改，一服一月。科里老师们议论，刘师处方如其人，方正规矩，缺乏灵活。我心里也附和此说，深以为非。

　　岁月荏苒，斗转星移，当我在时方里越来越糊涂时，运用经方往往就有生面别开，柳暗花明又一村的感觉，逐渐喜欢上了经方，逐渐地读起了《伤寒杂病论》来。阅读了相关书籍，知道了什么叫"效不更方，乃步原章"，"方随法出，法随证立"，也体会到了当初刘师为什么叫我读经典原文了，为什么要抠字眼读书了，如今一切都在不言中。什么叫良师？我体会得到，当初的误解是得自于鹦鹉学舌式的错误，如今刘师已驾鹤西去，言犹在耳，栽培之意岂能忘心？徐刘二师常谓："医者？易也！"医生的水平不是就体现在这变与不变之间吗？徐师处方强调的善变是基于温病病机的善变上，故处方灵活而善变，故所治多外感，擅长外感，杂病非其长，师性亦急如烈火。刘师强调的原方原量，是基于杂病的病机的持久不变上，故善于守方，所怕多杂病，而善于治疗杂病，外感非其长，师性亦规矩而慢条斯理。如今十余年过去了，我才知当初性急的徐师为何又托付性温的刘师带教我了。正所谓：生我者父母，成我者徐刘及众位恩师也。

黄煌　2009 – 08 – 14

　　年轻的中医读读此文，可以长见识，对经方也会有正确的认识。好文！

liu6513　2009 – 08 – 14

　　面对 2 岁小儿，楼主生麻黄量用至 12g，请教遣方用药之经验！谢谢！

医海一粟　2009 – 08 – 14

　　回楼上的话：一副服 3 天，量还大吗？

梅六先生　2009 – 08 – 23

　　我有个年龄、病状、方剂和剂量很相似的病例，差别是服法，24 小时服完，效果更快，一副已。

　　有病则病当之，出现显著的痰鸣时用射干麻黄汤，麻黄的副作用可以不用格外顾虑。另外，给儿童用药按体重与成人换算，大概在中药并不适合。

越婢加术附汤的实践

顾志君

2009 – 09 – 02

　　昔曾在北京研读廖厚泽先生伤寒笔记。当读至越婢加术汤时，见先生言此方治疗腰椎间盘突出而见肉极之证者，非常疑惑。难道寥寥几味药便可起此重症？后虽治疗此病有效有不效，亦未再想到运用此方，近治两例腰椎间盘突出症患者，方知此方运用恰当，真可谓神妙莫测。

　　案1：薛某，男，腰突症两年，叠经治疗乏效，腰痛下肢酸麻为主。曾找我治疗，用麻黄附子细辛汤、葛根加苍术附子汤基本无效，继用独活寄生汤连饮一个月如石投水，再与甘姜苓术汤尚可缓解三分痛苦。近日酸麻加重，无奈再来试诊，患者走路不满十分钟就下肢酸麻不已，身材矮胖，皮肤色黑，出汗多，口中和，不思饮，试投：麻黄10g，生石膏45g，甘草6g，生姜4大片，红枣12g，苍术15g，附子8g，5副。

　　二诊：本来无把握只是以方试病尔！未料患者五剂饮毕，疼痛酸麻立刻减轻，继投原方，附子10g，10副。

　　三诊：症状基本消除，行走20多分钟都未再出现酸麻现象，原方继服10副，近期疗效非常理想。

　　案2：李某，女，54岁，腰突症3月，腰部及右腿疼痛异常，非常艰难地行步入诊室。疼痛几欲抽泣，形体丰腴，肤色黄白，汗多，口略干。劝其用针灸，但因其刚针灸过一个半月，不仅无效反而加重，故拒绝。处方：麻黄8g，生石膏40g，甘草6g，生姜4片，红枣12g，苍术12g，附子8g，加秦艽15g，清风藤12g，3副。

　　二诊：服药一副疼痛大减，其夫因其两天之内判若两人不禁愕然。原方连服数剂，其症若失。

杨奇云　2009 – 09 – 03

　　好啊！希望顾老师好好总结此方治疗腰突症的经验，现在得此病的人实在太多了。

城里娃脑　2009 – 09 – 03

　　我治疗外祖母的腰椎间盘突出症时用的是桂枝芍药知母汤，其中的主药与楼主相同。刚开始考虑外祖母黄芪体质，有心脏病，不敢用麻黄和附子，结果服药后症状加重。后来毅然投以桂枝芍药知母汤原方，一副便疼痛大减，三副后能下地活动。当时就惊叹经方神奇！

woyunzhai 2009 – 09 – 03

楼主的经验值得深思！很多方剂的独特功效往往超出人们的惯性思维，应该对主流的辨证论治思维方法予以深刻的反思。

yuanfeng 2009 – 09 – 04

楼主的医案很值得深思。我曾治一体壮的腰椎突出腿痛之人，用大柴胡汤加桂枝茯苓丸，效如泥牛入海。又想到当地一家祖传专治面神经麻痹的，主药就是麻黄，常常一副药就好，此虽属两种病，但其水肿压迫神经，机理相同，楼主的经验应该能经得起重复，不知大家以为如何？

zure 2009 – 09 – 06

楼主好医案！不知"肉极"在这里作何解释？

杨奇云 2009 – 09 – 08

"肉极"语出《千金要方》，为"六极"之一，相当于《金匮要略》《诸病源候论》提到六极中的"肌极"。而所谓"肌极"，是指"人羸瘦无润泽，饮食不生肌肤"。从这一点上讲，"肉极"大抵是指极度消瘦、肌肉萎缩之意。这一症状可见于多种现代疾病，如皮肌炎、远曲肾小管酸中毒的低钾病、周期性低钾性肌麻痹、中风后引起的肌肉偏挛急痛等。而在《千金要方》中，除了关于肉极表现为极度消瘦、肌肉萎缩外，还提到了"肉极脾风""肉极脚弱"等，在这些病的描述中，还表现出肉极"体重怠惰，四肢不举"等方面的表现。所以，综合来看，《千金要方》中所论及"肉极"，只要是指消瘦、肌肉萎缩，以及虽未明显萎缩，但瘫软无力，废而不用。而越婢加术汤所治之"肉极"，似乎更偏向于四肢活动不利、瘫软无力的一面。引申一下，在《金匮要略》中越婢加术汤主要治疗风水、里水，而水肿、关节的肿胀疼痛常常引起肢体的不灵便。综合以上两点，不知对此方治疗腰椎间盘突出症是否有什么提示。

翻了很多书，找到的资料很少，感觉以上的话好像还是没把问题说清楚，期待不同意见。

罗本逊 2009 - 09 - 08

好经验，我没有用这个方子的经验，但桂枝芍药知母汤倒是经常用。是不是没有桂芍知母汤证那么肿？如果按黄师的麻黄证，应该病人是偏黑的，体质壮实的，不知这两位是不是都是这种类型的？日本人还喜欢用这个方子治中风后遗症，看来我们所知的还只是很小的一部分。

邢斌 2010 - 01 - 24

志君兄的经验很值得重视，临床上这类病人颇多，可以试验。也很感谢杨奇云先生的中西汇通。

张岩 2010 - 01 - 29

非常感谢顾君的经验分享！从顾君举的两个例子看，疑似腰椎间盘突出症。患者体态丰腴，肤色黑黄，可归属于麻黄体质；汗多亦是应用越婢加术汤的指征之一。我怀疑越婢加术汤奏效的原因，可能与消除患者突出局部炎性水肿有关，但是缺乏证据，故希望顾君能提供患者的 CT、MIR 报告，深入研究下去。

潘鑫 02010 - 01 - 30

我曾见过报道用十枣汤、子龙丸、五苓散治疗腰椎间盘突出症的，诚如上楼所说，从西医解释恐是消除水肿，消除局部水肿压迫神经的症状。

附子粳米汤加元明粉案

医海一粟

2009 - 09 - 09

张翁，70岁，素弓肩屈背，面黄体胖，便秘，四五日一行，胃穿孔修补术后五年有余。以大腹剧痛一日就诊。刻下：干呕欲吐，腹痛难耐，喜温拒按，大便五日未下，肠鸣音不著，舌淡脉弦。今春因食瓜果受凉发作两次，分别以大承气汤、厚朴三物汤下之而愈。今发作以前天中午曾食大泽山葡萄若干，午饭食炖鸡架，半夜遂发疾。处方：黑附片 10g，姜半夏 10g，生甘草 6g，白酒 100ml，生姜 15g，1 副，水煎服，临服加元明粉 10g 兑服。复诊：服后半小时肠鸣如雷欲大便，疼痛大减，一小时后得大便，腹痛遂微，今诸症皆无，反映此药较前两次起效快，止痛作用好，嘱停后服。

临床体会：许多人素便秘，或经腹盆腔手术者，如果中气脾阳不足，空腹进生冷，又进油腻，好发腹痛，临床施以西药莨菪类药物疗效不显，治疗大法总以通下为要，方剂选用三一承气汤、大黄附子汤、《千金》温脾汤、四消丸，疗效皆有，但总不如附子粳米汤加元明粉治之效佳。

腹痛下利案二则

医海一栗

2009 –08 –29

1. 窦男，农民，40 岁。因腹痛下利三日就诊。刻下：大腹绞痛而喜温按，恶心呕吐，下利每日 10 余次，口不渴，舌淡，脉微细。前已输液服药，腹痛下利不减。自诉三日前中午喷洒农药回家后，炎热难耐，饥饿间食西红柿数个，下午即得是疾。处方：肉桂 15g，炒白芍 30g，生甘草 10g，姜半夏 10g，黑附片 10g，生姜 15g，白酒 100ml，1 副，水煎服。复诊：服后一小时疼痛即止，尽剂而呕恶下利微。嘱注意忌口，勿食腥冷生辣，随访愈。

2. 张妇，72 岁。因腹痛下利四日就诊。刻下：脘腹阵痛而下利，每日数十次，腹痛拒按，肛门灼热疼痛，口渴，时而汗出，胃脘灼热，舌红苔黄，脉细数。自言因家养土鸡 20 余只，本欲财神节分与城里诸子女，无奈得瘟接连病死，下利前日皆死光光，脾气素火，大怒之后食一桃，半日后即病。经输液服药诸症不减，反而下利增多。处方：黄芩 30g，生白芍 30g，生甘草 15g，生姜 10g，大枣 4 枚，1 副，水煎 3 次，均分 3 次服。复诊：腹痛下利皆微，唯无力，上方继服 1 副，水煎 3 次，均分 4 次服，每日 2 次，饭前服。随访愈。

经方六案

咖啡猫猫

2009 - 10 - 05

1. 肢麻

顾某，女，36岁，2009年7月22日初诊。体匀肤润。四肢末梢麻木刺痛感10余天，伴脚抽筋，易头痛，睡眠差，梦多。月经规律，经量少。舌暗红苔薄，脉弦。既往有颈椎病、胆囊炎、子宫肌瘤、乳房小叶增生病史。甘油三酯1.92μmol/L，偏高。处方：柴胡12g，枳壳12g，白芍15g，生甘草6g，川芎12g，当归12g，桃仁12g，红花6g，肉桂10g，茯苓12g，丹皮12g。5副。

复诊：四肢末梢刺痛感消失，麻木感稍有，脚抽筋未发，头痛未发，睡眠好转。原方加赤芍10g，怀牛膝30g，7副。

复诊：无不适感，原方继服。

患者坚持服用至9月7日复诊，无不适主诉，月经量增多。令她感到欣喜的是，在市妇幼保健院复查B超，显示子宫肌瘤较前明显减小。患者曾经在妇幼保健院服药半年治疗子宫肌瘤而无效，这次的疗效让她充满信心，目前还在坚持服用中。

体会：该患者表现为四肢末梢刺痛麻木，伴有脚抽筋、头痛，有子宫肌瘤、乳房小叶增生病史，故属瘀血为患，用八味活血汤合桂枝茯苓丸收效。

2. 腰椎间盘突出症

王某，女，48岁，2009年7月24日初诊。体形矮胖充实，面色暗红。腰4~5椎间盘突出，左下肢酸痛，行走不灵活。经常脚抽筋、头痛，左下腹酸痛不适，便秘。进食多则上腹部不适，时伴上腹隐痛。舌胖有齿痕，苔薄，脉沉。既往有子宫肌瘤、痛经、胆囊结石而行胆囊切除术。查体：右上腹部按之有抵抗感，左下腹部有压痛感。处方：白芍30g，生甘草6g，肉桂15g，茯苓15g，丹皮15g，桃仁15g，制大黄6g，怀牛膝50g。7副。

复诊：左下肢酸痛减轻，走路较前轻松，头不痛，左下腹痛消失，脚抽筋未发，此次经来未发痛经，大便正常。原方加红花10g，怀牛膝改为60g，7副。

复诊：左下肢酸痛仍有，较前明显好转，进食后有上腹胀，恶心，时伴上腹部痛。处方：柴胡15g，制大黄6g，黄芩10g，枳壳20g，制半夏10g，白芍50g，干姜6g，大枣15g，肉桂15g，茯苓15g，丹皮15g，桃仁

15g，怀牛膝 60g，红花 10g，生甘草 10g。7 副。

复诊：腹胀好转，上腹痛未发，左下肢酸痛仍有，大便正常，上方继服。

体会：形体充实，面色暗红，头痛，脚抽筋，左下腹酸痛，便秘，有痛经，子宫肌瘤病史，表明该患者为桂枝茯苓丸体质；有胆囊结石手术史，且上腹部疼痛，右上腹按之有抵抗感，支持大柴胡汤证，故行之有效。

3. 亚急性甲状腺炎

高某，女，65 岁，2009 年 9 月 6 日初诊。体态偏胖，面有红光，性格爽朗，语速快，声音洪亮，因迫切关注身体健康，而容易发生情绪紧张。于五月份在市一院确诊为亚急性甲状腺炎，反复疼痛不适，此次再发加重。伴有耳鸣，心悸，阵发性头痛，咽部干痛，小便后尿道不适，下腹部不适感，睡眠差。舌质红，苔白腻，脉弦滑。既往有慢性尿路感染、高血压病、嗜铬细胞瘤、腔隙性脑梗死病史，两年前血压常难以控制。处方：柴胡 15g，黄芩 10g，制半夏 10g，党参 10g，干姜 5g，大枣 10g，生甘草 3g，生龙骨 12g，生牡蛎 12g，制大黄 6g，茯苓 10g，桂枝 6g，黄连 3g，栀子 10g，黄柏 6g，连翘 20g。7 副。

复诊：疼痛好转，小便后尿道不适亦减轻，仍咽部干燥。原方加生石膏 30g，连翘加量至 30g。7 副。

复诊：颈部疼痛消失，咽干好转，小便后不适感仍有，睡眠好转，上方加滑石 15g，7 副。

体会：该患者面泛红光，性格爽朗，声音洪亮，为阳热体质，有嗜铬细胞瘤、高血压病史，是黄连解毒汤的适应证。甲状腺疾病多见于柴胡类方，易紧张，耳鸣心悸，睡眠差，腔隙性脑梗死病史，柴胡加龙骨牡蛎汤是对证方。胡希恕认为生石膏有解凝作用，凡急慢性疾病，表现为红肿热痛、淋巴结肿大者常用石膏消除热结。

4. 头痛

王某，男，42 岁，2009 年 9 月 7 日初诊。体匀瘦，大眼，双眼皮，面色晦滞。三年前因脑外伤史而遗留头痛，每天头部胀痛伴有头晕，往往晨起痛醒，饮酒后加重。刷牙有恶心，睡眠可。舌胖大，苔薄，脉滑。处方：制半夏 60g，茯苓 60g，干姜 15g。5 副。

复诊：头痛程度减轻。患者嫌药少，要求增加药味取得速效。上方合用半夏白术天麻汤。处方：制半夏 60g，茯苓 60g，干姜 15g，天麻 15g，白术 30g，陈皮 20g，川芎 15g，生甘草 5g，大枣 20g。5 副。

复诊：患者头痛加重，认为效果没有第一张方子好。仍用小半夏加茯苓汤原方。5 副。

复诊：头痛明显好转，晨起没有痛醒，头不晕，刷牙时恶心症状消失，原方继服。

体会：该例头痛首先想到的方子有小半夏加茯苓汤和五苓散。患者大眼，双眼皮，痛而晕，刷牙时恶心，符合半夏体质，故用小半夏加茯苓汤有效。值得注意的是，加了天麻、白术、陈皮、川芎等药后反而效果不佳，经方的严谨可见一斑。

5. 直肠炎

周某，男，57岁，2009年8月25日初诊。体瘦，性子急。两年来长期便溏，近半年来加重，每天2～3次。近期大便次数增至7～8次，有时肛门流出水样便渗湿内裤而无知觉，时伴下腹部阵痛。口苦，尤以夜间为甚，平时易口腔溃疡，睡眠易醒。舌胖苔根腻。B超检查：胆囊息肉，4mm大小。肠镜：直肠黏膜充血、水肿。诊为直肠炎。服用复方谷氨酰胺胶囊、曲美布丁、胰酶肠溶胶囊、茴三硫片无好转。处方：柴胡15g，肉桂12g，干姜12g，黄芩10g，生甘草10g，生牡蛎15g，天花粉12g。7副。

复诊：症状同前，无好转。患者更加焦急，以为要得不治之症，打算到上海某院去彻底检查，去之前还想尝试一次中药。处方：柴胡15g，枳壳15g，白芍15g，炙甘草6g，制半夏15g，厚朴15g，茯苓15g，苏梗15g，干姜10g，大枣20g。7副。

复诊：大便每天1～2次，基本成形，腹痛消失。患者喜形于色，取消了去上海诊治的打算，说要坚持服中药三月。原方继服。目前大便成形，每天1～2次，仍在服用中。

体会：首诊以为患者体瘦、性子急是柴胡体质，口苦是上热，便溏是下寒，一开始就想到柴胡桂枝干姜汤，但服之无效。后来考虑到患者对病情十分紧张，肠镜显示直肠黏膜充血、水肿，并无明显器质性疾病，所以还是考虑功能性肠病，故用解郁汤调节胃肠神经而收效。

6. 慢性粒细胞白血病

顾某，女，73岁，2009年5月16日初诊。形体羸瘦，肤色暗黑。在外院确诊为"慢粒"，查血常规：WBC 68.8×10^9/L，RBC 1.32×10^{12}/L，PLT 108×10^9/L。B超：多发性肝囊肿，巨脾，长300mm，厚74mm，双肾囊肿。家属放弃西医治疗，要求服中药。来诊见：乏力，纳差，胸闷气短，上腹痞硬，身体烘热，每天脚抽筋，睡眠差，大便困难，如栗状。既往有胆囊炎病史。舌暗红苔薄。查体：脾脏肿大达脐部，痞硬，下肢皮肤磷屑多。处方：肉桂10g，茯苓15g，丹皮12g，桃仁12g，白芍30g，丹参20g，石斛20g，怀牛膝45g，赤芍15g，生甘草6g，鳖甲15g，生牡蛎15g。5副。另服成药大黄䗪虫丸。

复诊：乏力好转，脚抽筋好转，皮肤发热感减轻，仍感腹部痞硬，进食后加重。大便每日 1 次。处方：柴胡 12g，枳壳 12g，白芍 30g，赤芍 15g，生甘草 6g，肉桂 10g，茯苓 15g，丹皮 12g，桃仁 12g，丹参 20g，石斛 20g，怀牛膝 45g，生牡蛎 15g，鳖甲 15g。21 副。大黄䗪虫丸坚持服用。

复诊：精神、体力较服中药前好转，脚抽筋偶有，程度轻，仍有全身烘热感，且以下肢明显。左胁痞胀不适，脾脏大小同前。仍以上方出入，加参麦饮，合八味活血汤。

服至 8 月 5 日复诊：仍诉乏力，食纳一般，脚抽筋偶有，全身灼热感，触诊脾脏无缩小。改方：山药 30g，当归 12g，肉桂 6g，神曲 10g，熟地 10g，豆卷 15g，炙甘草 6g，党参 15g，川芎 10g，白芍 12g，白术 12g，麦冬 20g，杏仁 10g，柴胡 10g，桔梗 6g，茯苓 10g，阿胶 12g，干姜 6g，防风 10g，大枣 20g。14 帖。大黄䗪虫丸仍继续服用。

患者服药至 9 月 23 日复诊，精神、体力大好，食纳好，脚抽筋偶有，身体灼热感减轻，腹部痞胀感减轻，令人意外的是触诊脾脏明显缩小，没有以前硬了。原方继续服用。

体会：患者肤色黑，脚抽筋，便秘，巨脾，一开始想到瘀血为患，且用桂枝茯苓丸加味收到一定效果。大黄䗪虫丸攻补兼施，祛瘀生新，是血液病常用之方。后来因效果不佳，转换思维，考虑患者体瘦，乏力，身上皮肤烘热感，罹患血液病，这不就是虚劳吗？薯蓣丸和大黄䗪虫丸可用治血液病、肿瘤，用之果然有效。

以上是我粗浅简单的临证思维，欢迎大家讨论，以求共同提高。

黄煌　2009 – 10 – 05

在方证把握上已经相当娴熟了，为咖啡猫猫高兴！

咖啡猫猫　2009 – 10 – 05

谢谢老师鼓励！简单的方证固然容易识别，有些方证还是很难认清，就如柴胡加龙骨牡蛎汤和温胆汤有时还会混淆。

觉得西医疾病谱是识别方证的有力指征，可以帮助我们从繁杂的理论框架中得到解脱。就如案 5，如果按照传统思维，只着眼于寒热错杂这个病机，寒热错杂的方子有柴胡桂枝干姜汤、黄连汤、乌梅丸等，而同时关注疾病谱的话就很容易想到解郁汤了。

十世遗风　2009 – 10 – 05

柴胡桂枝干姜汤治疗肠炎我很少取效，山药丸治疗"慢粒"我还未见报道，有新意。

zillion　2009 – 10 – 05

在案 4 中，采用大剂量的小半夏加茯苓汤取得非常好的疗效，楼主真是具备非常胆识！

李小荣　2009　10　06

好案！案一用苓桂丸合八味活血汤，当时猫哥想到过用苓桂丸合柴胡加龙骨牡蛎汤吗？在此案中两方是如何筛选的？就是考虑瘀血吗？

王晓军　2009 – 10 – 06

佳案！向猫兄学习！请问猫兄：方中豆卷是您自制的吗？白薇为何不用？是因为此药比较冷癖吗？

咖啡猫猫　2009 – 10 – 06

回 zillion：大剂量用小半夏加茯苓汤治疗头痛，是跟黄老师学来的。

回李小荣：对，考虑是瘀血体质，当时没考虑到柴胡加龙骨牡蛎汤，因为此方偏于精神、神经异常方面，病人多伴有烦躁、失眠、焦虑、异样感。如果中风后遗症出现肢麻刺痛，头昏头痛，乏力等症状时，可以首先考虑桂苓丸合柴胡加龙骨牡蛎汤。

回王晓军：我所在医院没有这两味药，外面的老药店有的。我看黄老师开薯蓣丸不用白薇，效仿之。

杨奇云　2009 – 10 – 06

好案，尤其是四五两案！另，今日得知，薯蓣丸已有成药，北京同仁堂产。大家可斟酌用之！

sld639　2009 – 10 – 07

案 2 为什么不直接用大柴胡合桂苓丸呢？望指教。

咖啡猫猫　2009 – 10 – 07

患者同时也具有大柴胡汤体质和腹征，一开始径用大柴胡合桂苓丸应该也可以的，当时考虑上腹部症状不突出，所以没用。单用桂苓丸和芍药甘草汤，考虑可能会起效迅速些。

大柴胡汤又显神通

江湖医侠

2009－11－11

2009 年 10 月 31 日晚，我正在南京中医药大学参加经方网友的聚会，接到妻子堂妹电话，诉乃父突发脘腹剧痛，问我如何处理？山河阻隔，鞭长莫及，当即嘱赶紧送医院。第二日中午我未来得及与诸君师友告别即匆匆往回赶，待到家时已是次日九点多，患者已在泰和县红十字医院住院输液治疗，相关检查如下：

11 月 1 日，泰和县红十字会医院彩超医学影像报告单示超声所见：肝脏大小形态正常，包膜完整，肝缘正常，内回声光点细小，分布均匀，肝内血管走行清晰，门静脉内径正常，CDFI 未见明显异常血流信号。胆囊大小约 132mm×52mm，壁毛糙，厚约 4mm，囊内见范围约 42mm×36mm 超低回声致密光点，可见移动，胆总管 5mm。胰腺显示不满意，脾大小形态正常，包膜完整，回声均匀，脾门静脉内径正常，双肾大小形态正常，肾轮廓线连续，肾实质及集合系统结构清晰，集合部分未见分离，CDFI 未见明显异常血流信号。双输尿管未见扩张。膀胱充盈良好，未见明显异常光团回声。前列腺大小约 42mm×36mm×29mm，体积稍大，形态正常，轮廓清，实质回声欠均匀。

诊断意见：①急性胆囊炎并发炎性物沉积？建议复查；②前列腺稍大；③胰腺显示不满意，建议复查。

生化检查示：总胆红素 40.2μmol/L，直接胆红素 14.1μmol/L，间接胆红素 26.1μmol/L，谷丙酰基转氨酶 67.4IU/L，碱性磷酸酶 52.1IU/L，白蛋白 55.4g/L，葡萄糖 7.80mmol/L。

患者 60 岁，为退休干部，生活条件优越，嗜酒，平时喜食肥甘油腻，但身体壮实，有皮肤病史。在泰和县红十字会医院住院两日，病情无改善且呈加重趋势，于 11 月 3 日到条件较好的泰和县人民医院重新检查。

彩色多普勒超声检查示：胆囊大小 117mm×66mm，体积明显增大，呈茄形，囊壁厚 6mm，轮廓尚清，其内可见密集的点状回声，胆囊周围可见微量液性暗区。

超声提示：①胆囊张力增大，壁毛糙，考虑急性胆囊炎。不除外胆囊管梗阻可能性。②肝脏、脾脏、胰腺未见明显异常。

心电图检查示：窦性心律，房性早搏。

生化检查示：总胆红素 54.6μmol/L，直接胆红素 13.6μmol/L，间接胆红素 26.1μmol/L，球蛋白 39.8g/L，白球比例 1.1，谷氨酰转酞酶 95IU/L，葡萄糖 7.62mmol/L。

血象示：白细胞 13.2×10⁹/L，淋巴细胞比率 9.1%，中性粒细胞比率 84.9%，单核细胞数 1.2×10⁹/L，中性粒细胞 10.8×10⁹/L，平均血红蛋白 31.9pg，平均血小板体积 6.6fl。

11月3日，患者在红十字医院治疗已三天，右胁疼痛不减，黄疸有加重之势，家人商量在输液消炎的同时，由我开中药服用。诊时见脉左寸沉细、关尺弦滑，右寸沉滑、关弦滑、尺弦滑偏紧。舌淡紫。诉剑突下偏右疼痛，三日来疼痛有增无减，恶寒，无明显口渴、口苦、小便黄，大便一日未解但软。处方大柴胡汤加味：

柴胡 30g，黄芩 30g，法半夏 15g，枳实 10g，大黄 15g，芒硝 20g（另包，兑服），厚朴 15g，甘草 6g，瓜蒌皮 30g，白芍 15g，赤芍 15g，蒲公英 30g。3 副，每副服三四次。服药当晚即腹泻数次，疼痛减轻，欲食但不敢吃。嘱饮食要清淡。

11月5日晚，患者饥饿难忍，食榨菜炒肉丝，右胁疼痛剧烈发作，十分恐惧，于当晚九时许再次入住红十字医院输液止痛。

11月6日早晨，红十字会医院生化检测示：总胆红素 28.4μmol/L，直接胆红素 16.8μmol/L。化验结果与前相比，指标大有改善，但疼痛症状毫无减轻。家人商量停用中药，决定到泰和县人民医院外一科住院，作 CT 复查：胆囊明显增大，胆囊壁增厚，毛糙不整，胆管颈部似见一点状高密结石影，胆囊窝内见少许液体影。印象：慢性胆囊炎并胆囊结石。

11月7日，泰和县人民医院生化检查示：总胆红素 64μmol/L，直接胆红素 35.7μmol/L，间接胆红素 48.3μmol/L，白蛋白 31.8g/L，球蛋白 36.2g/L，白球比例 0.9，谷丙转氨酶 50IU/L，谷草转氨酶 69IU/L，碱性磷酸酶 207IU/L，谷氨酰转酞酶 455IU/L，总胆汁酸 141.3μmol/L，葡萄糖 8.97mmol/L，淀粉酶（尿）485U/L，尿检示：葡萄糖（＋＋），胆红素（＋＋），酮体（＋），比重≥1.03，蛋白（＋＋），亚硝酸盐阳性白细胞（＋），白细胞 4.00cell/μl。

乙肝核心抗体阳性。

血常规：白细胞 10.9×10⁹/L，淋巴细胞比率 4.8%，中性粒细胞比率 93.4%，淋巴细胞数 0.5×10⁹/L，中性粒细胞 10.2×10⁹/L，平均血红蛋白量 32.2pg。

11月8日，疼痛剧烈，点滴解痉止痛、消炎利胆药均无效，需借助消炎痛栓才稍得缓解，但腹胀满，拒按，已两日未解大便，小便黄，口渴欲饮。

泰和县人民医院彩超检查示：左右肝内均可见扩张的肝内胆管回声。胆囊大小 110mm×65mm，体积增大，轮廓清晰，壁毛糙，厚约 5mm，其内可见粗细不均的点状回声，后方无声影，改变体位后可见变形移位。胆总管内径 11mm，下段见一大小为 12mm×9mm 强回声。

超声提示：①肝肿大；②胆囊高张，肝内胆管扩张；③胆总管上段扩张，下端结石；④脾、胰腺未见明显异常。

病情严重，住院医师嘱准备手术。考虑手术方式较复杂，我与其商量，继续输液，做好随时手术的准备，决定让患者再服中药一次，若不效则次日一早转院南昌手术。继用大柴胡汤合茵陈术附汤加味，处方如下：

柴胡 30g，黄芩 30g，赤芍 30g，白芍 30g，半夏 15g，生姜 30g，枳实 15g，枳壳 15g，大枣 15g，大黄 15g，芒硝 20g（兑服），茵陈 15g，鸡内金 30g，郁金 30g，附片 6g，白术 15g，2 副，煎成 6 包，每包 200ml。嘱不拘时服，得下则止。

从中午至晚上 8 点许，服下中药汁 600ml，先寒战后高热，体温达 40℃，口渴欲饮，腹痛阵发如绞。在晚上 9 点 30 分左右，开始大泻，泻下三四次后，体温渐降，腹痛亦轻。

第二天一早，患者感觉死里逃生，一身轻松，仍担心结石未下，还是去了南昌大学一附院检查。B 超示：肝回声不均匀，致密，前方增强，后方衰减。血管欠清晰，门脉内径 1.0cm。胆囊大小约 7.7cm×3.7cm，壁毛糙增厚约 0.6cm，胆总管内径 0.7cm，所显示段清晰。胆囊内可探及密集的点状回声，沉积在胆囊的后壁，可移动。

超声诊断：①脂肪肝；②胆囊炎，胆囊内胆汁瘀积；③脾脏回声均匀；④胰腺回声均匀。

11 月 10 日，结石已无踪影，大家欣喜万分。再诊：脉左关弦，寸尺弦稍沉，右脉弦细稍滑，舌青水滑，苔浅灰腻。巩膜中度黄染，小便黄，大便未解。

茵陈 30g，栀子 10g，大黄 15g，附片 10g，白术 15g，郁金 15g，蒲公英 20g，赤芍 30g，木香 15g，南山楂 20g，猪苓 15g，泽泻 15g，茯苓 15g，炒麦芽 20g，青皮 10g，陈皮 10g，葛根 30g，瓜蒌皮 30g，枳实 10g，枳壳 10g，黄连 10g，甘草 6g，鸡内金 20g。3 副，每副日服 3 次。

十世遗风医案

十世遗风

2009－11－24

　　论坛上很多同仁来自于基层，来自于民间，他们把自己的宝贵经验奉献出来，不为名利，不藏为己有，是出于对中医的热爱，对黄师的感激，这些都让我感动。我自己在中医院呆过八年，知道很多网友的水平比他们高明多了，我相信引领中医潮流的人才肯定是我们，我们的学生或子女。因为我们这批人追求卓越的疗效和简明的理论而且非常团结，也很无私。我自己的实践证明，社会是渴望中医的，渴望高明的中医，好的中医历来是稀缺资源，挂号费、出诊费你要多少就多少，只要你看好病。国人现在受西医的蒙蔽，高血压、糖尿病天天吃西药，十多年后还不是中风、安装支架、心肌梗死抢救？这些说明西医那套行不通，中医得拿出办法来。我与人闲聊，说过敏性鼻炎和哮喘不难治的，人说我吹牛，过敏原有几十种，你都治得好？我的病人老板多，都相信中医，很想投资中医，就是反映中药太麻烦，最好能搞成片剂，一位老板还把如何用纳米做中药片剂的方法教我。中医的前途是光明的，我相信未来的医疗市场是七分中医、三分西医，诸位不必忧心忡忡，关键是提高技术，能出成果。大家一起努力。

一、温胆汤合真武汤治下肢浮肿

　　女，38岁。面色黄黯，皮肤尚细腻，体偏胖，天天晕车。恶寒，不出汗，腰两侧酸楚，劳则直不起腰，排除腰椎病。下肢浮肿，按之如泥，无心血管病史和甲状腺问题，小便检查（－）。全腹无压痛，肚大而按之略硬。大便正常，其他无不适。舌淡脉沉。病在三阴，先治腰酸，为厥阴太阴合病，投四逆散合干姜苓术汤合防己黄芪汤，服第四剂腰酸减，七剂愈。改治下肢浮肿，病在太阴少阴，投温胆汤合真武汤：枳壳15g，半夏15g，竹茹10g，陈皮15g，茯苓15g，附子15g，苍术15g，白芍15g，生姜15g，大枣10g。三剂无效，病人开始急，第四剂肿退，七剂全消。

　　写本篇时，特别打了个电话，病人还晕车，看来体质的改变不是一天两天的事。

　　按语：借鉴黄师温胆汤证有晕车、体型偏胖，合方真武汤，效果之快出乎我意外。治下肢浮肿我原习惯用真武汤、五苓散、防己黄芪汤、越婢汤等，总要服个把月。我父亲的经验是下肢浮肿有痰凝气滞证，我一直没机会用。我将温胆汤归于太阴，出于中医痰生于脾说。痰见脉滑是教科书的浅见，黄师简明扼要提出晕车、恐高、惊恐后遗症属温胆汤证。

用温胆汤可以理解成对人（半夏体质）、对证（痰凝气滞）、对病（晕车和水肿）用方。我看李小荣大柴胡汤十案，非常好，看到后来，说这个是对人，这个对病，这个既对人又对病，觉得头晕，太麻烦。我是这样理解黄师"方、病、人学说"的，中医的病是根据个人的体质形成的症候群，由医生判断出证，也就是说证包含了体质（人）和病。看病用方，应该是看证用方，这就是胡希恕提倡的方证辨证。现代西医对病定义很准确，黄师很聪明，提出了方病，他的病是西医的病，不是中医的病，他的专方应该是既对人又对证，当然对病，而这些来自于他对此病的认识（证）和用该方的临床实效。我用温胆汤的例子说明，此方对人、对证、对病。黄师创造性地提出了方病，其实质是方证，这样简明，来看的病人多西医已诊断好，什么病用什么方，黄师已经帮我们总结好了。我再举个例子，黄师说大柴胡汤为胰腺炎的专方，是考虑了胰腺炎病人多体质壮实，腹肌充盈，病在少阳阳明，经过临床验证确实有效才说此话，也就是说大柴胡汤对病、对证、对人。既然方能对病，当然也对人、对证。所以理解黄师的方病其实就是方证。这里面藏着一个问题，黄师是如何辨证的，是通过脏腑辨证、五行辨证、六经辨证，还是体质辨证？黄师没说，可以请教一下。有人借此说黄师不懂辨证，大错！不会辨证如何能总结出"方、病、人学说"，临床如何有效，如何来糊弄我们？所以李小荣用大柴胡汤指的是辨证，包括了体质学说，也就是说辨证的时候要考虑体质学说，非常灵活。

我特别推崇黄师说"对人用方是安全的"，这会构成我"上工治未病"的基础。因为有些人体质有些问题，如有瘀血，暂时还未病，可以对人用方，调整体质，以免将来生大病。

但黄师"方、病、人学说"指的是一般规律，不是普遍规律。比如晕车用温胆汤，可晕车还有脾虚和肾虚的情况，我用真武汤就是如此。不了解这点会误解黄师学说，甚至攻击黄师。我看黄师学说都从临床而来，非常宝贵，他的医案说成是古今最佳也不为过，因为诊断明确，重复性好。学习黄师之说当学会变通，看到专方以外的东西，要学其精神。这里又藏了个问题，黄师的专病专方有多少成功率，黄师也没说，可以问一下。

二、四代柴胡和瘀血体质

1. 唐某，男，14 岁，面黄，体型中等，因外出洗澡后患传染性软疣，位于冠状沟和龟头上，最大 0.6cm×0.8cm，局部有白色分泌物，用抗病毒和激素软膏半年不愈。小腹和左下腹压痛明显，大便正常。原有颈椎和腰椎疼痛（此两病有年轻化趋势），记忆力不好，脾气大。周末服桃核承气汤：桂枝10g，桃仁20g，生大黄10g，芒硝10g（兑），甘草6g。头剂服下，大泻8次。二三剂后泻下都四次，下腹疼痛减，软疣稍小。突患外感，发热39℃，挂两天盐水体温不退，我用荆防败毒散一剂体温正常，二剂觉原颈椎疼痛缓解。周末再服桃核承气汤三剂，泻下渐少，每日二三行，下腹压痛消失，软疣小但仍不消。改服生薏米50g，土茯苓50g，自配激素软膏外敷，用药一月治愈。

2. 唐男母亲，37岁，有阑尾炎病史。面黄而瘦，脸有几粒痤疮，大便四五日一行，难以入睡，梦多，头时晕，蹲下起立后头晕明显，天气变化则胸闷明显，月经量少，经期7~8天，经前乳痛，舌紫黯。八味活血汤加连翘：柴胡12g，桃仁10g，红花6g，当归10g，白芍10g，甘草6g，枳壳10g，川芎6g，连翘20g。服药期间，大便日行，睡眠好转，胸闷消失。被儿子传染上外感，呛咳，阵发性，无痰，无寒热，用柴朴汤5副愈。现服温经汤增色。

3. 唐男外婆，62岁，有痔疮史。面黄，体中等，眼皮一单一双，熊猫眼，深黑色，眼睑下有2cm宽，脸有黄褐斑。颈椎两侧酸楚，左侧有两粒淋巴结肿大，0.5cm大小，疼痛，牵引颈椎两侧疼痛。肩酸，难以举伸。睡眠差，多梦，易惊醒，腰酸楚。疲劳后有尿频史，口苦怕冷。心下和小腹压痛，舌唇紫，苔黄，脉涩小。八味活血汤合桃核承气汤：柴胡15g，赤白芍各8g，枳壳15g，甘草6g，桃仁9g，红花6g，当归9g，川芎9g，桂枝9g，生大黄10g，芒硝10g（兑）。大便泻下发黑，量少，日二三行，7副后睡眠好转，仍有梦，黑眼圈消得不明显，颈椎酸楚有减，心下压痛消失，小腹仍压痛。服14副后，黑眼圈明显淡化，肩酸难以举伸已不明显，腰酸也缓，小腹压痛消失，但淋巴结疼痛，改治淋巴结。

4. 唐男曾外婆，84岁，有胆囊炎、直肠癌病史。面黑，患面部带状疱疹后一直腰椎处发热，此王清任灯笼病，原在胸部发热，也可以在腰部发热。因在外地，等节后找我治疗。

按语：四代人可清晰地看到柴胡和瘀血体质的遗传，我是试着用黄师法，效果明显，对黄师越发推崇。四人都有下肢皮肤粗糙，我就不单独写了。

我将带状疱疹也归于柴胡疾病谱，我用柴胡方治此病百发百中。淋巴结肿大虽属柴胡证，但效果很差，哪位有成功经验？

瘀血的疾病谱很广，这里重点介绍便秘，或有下腹压痛无便秘的也属瘀血，临床当注意。

三、柴胡加龙骨牡蛎汤治疗忧郁证

现代人多忧郁证，我将其概括为个人所欲不遂，外压不能承受。

1. 女，38 岁，高级白领，体型偏瘦，身高 1.57 米，体重 53.2 公斤。面黄，面无油气，散在几个痤疮色暗淡，花脸有黄褐斑，眼眶周围色灰黑。口有异味，口苦，喜欠，常悲伤欲哭，精神不振，上身喜团缩，却心烦难入睡，记忆力差，反应迟钝。食欲差，乏力，怕冷，大便日行一次，无晕车。舌淡苔黄腻，脉左细右弦。体检：全身皮肤粗糙，头发也干，心下压痛，下腹部腹肌充盈，压痛不明显。脉象虽提示有血虚寒饮，但我想也没想就用柴胡加龙骨牡蛎汤，有瘀血再合桂枝茯苓丸：柴胡 15g，黄芩 10g，半夏 12g，党参 10g，生姜 10g，大枣 4 枚，生龙牡各 15g，生大黄 5g，白芍 10g，桂枝 10g，朱砂 1g（代黑铅），茯苓 12g，丹皮 10g，桃仁 10g。7 副。

二诊：睡眠、乏力、食欲、记忆力改善，口苦、口有气味、喜欠消失，仍恶寒、悲伤欲哭，肝脉有点乱，细脉转弦，原方加附子 5g 温动肾气。

三诊：言头煎药浓，二煎淡，头煎服下半小时后人很开心，有力，二煎服下半小时后就欲睡，自己调整了服药时间。仍悲伤欲哭，恶寒，脉左右皆弦，原方加甘草 10g，浮小麦 40g，附子改为 10g，取意合方甘麦大枣汤。

四诊：欲哭明显好转，恶寒改善，脉左弦右细。面痤疮难愈，调治痤疮，三诊方加葛根 15g，麻黄 6g，将桂枝改为桂枝、肉桂各 6g。

五诊：痤疮原群发，现单发，起而速瘪，其他地方单个再起，已不明显。诉仍心烦，静不下心，入睡难，轻度乏力又起，左弦右细，苔白腻，此显肝郁脾虚、血虚化热，又合方酸枣仁汤意。患者自诉病去八成，因要出国，先原方再服 7 副，回国再缓图。

2. 男，36 岁，老板，面黄，体瘦身矮，脚上多毛。性功能低下，乏力，食后脐周胀。不易入睡，易醒，心烦易火，白天欲睡。舌淡有齿痕，苔白腻，脉双弦。诉周围老板都是乏力、睡眠差、性功能减退，先服四逆散合半夏厚朴汤调治脾胃，5 副后诉睡眠改善，其他症状一个没改变。改服柴胡加龙牡汤：柴胡 24g，桂枝 12g，干姜 12g，生龙牡各 15g，生大黄 4g，黄芩 10g，大枣 4 枚，党参 12g，半夏 12g，茯苓 12g。因有食后胀，故柴胡加量，观察柴胡的理气作用。7 副后说妙不可言，脐下仍胀，心下压痛，左脐压痛，便秘，面色黯，原方加桂枝茯苓丸各 10g。7 副后心下和脐旁压痛消失，胀仍有，诉性功能不如上次，改服二诊方 7 副，药后嘻嘻哈哈来复诊。

按语：治忧郁证可用柴胡加龙牡汤、温胆汤、八味活血汤、八味解郁汤、血府逐瘀汤、逍遥丸、栀子厚朴汤、甘麦大枣汤、百合地黄汤、葛根汤、麻黄附子细辛汤、四逆汤、真武汤、两仙汤等。我用黄师法不加减是为了试它的可靠性、可重复性，以及缺点。个人认为，此病初起多属少阳阳明（多见于焦虑证）与少阳太阴病（忧郁症多见），传变为少阳少阴病。柴胡加龙牡汤为少阳阳明太阴合病方，它的优点为早期或轻的忧郁证效果明显，如案2。但它的缺点是温化太阴和化痰力量不够，又没有温肾和益肾的作用，所以案1是有效的，但还不够效力，所以临床得合方，如合方温胆汤、两仙汤等，需要进一步研究。

有网友不明白柴胡加龙牡汤和温胆汤的区别，我说一下看法。人稀里糊涂的，症状描述不准确，有幻觉，属温胆汤；思路清晰，诉说自己不适条理清楚，做事稳当的，属柴胡加龙牡汤，大官、大老板、高级白领多属此证。但柴胡加龙牡汤也有痰滞的一面，需要合方温胆汤，有主次不同。两方都是好方，值得我们去探索、发扬、发展。

最后祝大家新春快乐，我们节后见。

大青龙汤应用实录

沙丘沙

2009 – 12 – 23

2009 年 12 月 21 日，患者，男，45 岁，我的同学。感冒数日，曾服西药发汗则自觉身轻，后再服则不得汗。找到我，要求服中药发汗。当时体温正常，背恶寒，无汗，周身酸疼，咳，咽红，脉沉紧。于是开大青龙汤 1 副：麻黄 30g，肉桂 15g，甘草 10g（炒），杏仁 10g，石膏 30g，桔梗 10g，生姜 15g，大枣 6 枚（掰），嘱加水 1000ml，煎取 400ml，分两次温服。温覆取汗。次日，请我为其母诊治，言第一服未得汗，2 小时后服第二服，得汗。诸症随减，未再用药。

按：体温正常的感冒患者，有时比发热的患者更难受，不能因体温不高，就不重视。按理说，大青龙汤证有脉象应是浮脉，没想到，这个患者的脉沉紧，服大青龙汤也能得汗。此患者，身不高，体重不足 60 公斤，2 小时内服 30g 麻黄煎剂，无任何不适，说明大青龙汤是很平稳的，应大胆应用。

woyunzhai　2009 – 12 – 23

临床敢用大青龙治感冒的已不多了！

zure　2009 – 12 – 28

我感冒也曾自服大青龙汤，麻黄用 18g，服后整夜未眠，但效果很好，第二天头痛即除。黄师把大青龙列为治感冒三方之一是有道理的，我觉得此方应在外感病的治疗中发挥更大的作用。

方药吟味

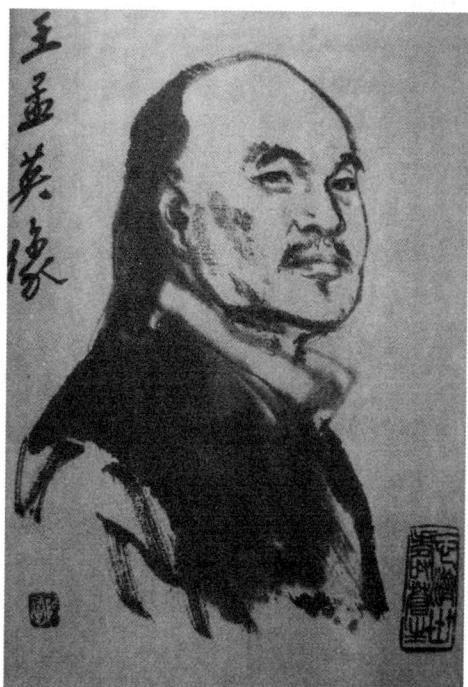

今之医者，每以漫无着落之虚字，括尽天下一切之病，动手辄补。举国如狂，目击心伤，可胜浩叹！且所谓虚者，不外乎阴与阳也。今肌肉不瘦，冬不知寒，是阴虚乎？抑阳虚乎？只因久泻，遂不察其脉证，而疑为虚寒之病矣。须知痰之为病，最顽且幻，益以风阳，性尤善变。治必先去其病，而后补其虚，不为晚也。否则，养痈为患，不但徒费参药耳。

——王孟英

烧心反酸用解郁汤

何运强

2009 - 01 - 09

近日治一妇女，45岁，华北石油职工。患烧心反酸十余年，北京协和医院诊为慢性浅表性胃炎，长年服用雷尼替丁而效果不佳。曾服用半夏泻心汤、左金丸亦乏效。病人饮食减少，日渐消瘦。虽做各种检查，皆无异常，几对治疗失去信心，后经人推荐延余诊治。病人体形中等偏瘦，肤色暗黄而无光泽，表情丰富，性格敏感，眠差。主诉烧心反酸，胃脘胀满，胁下有轻微抵触，舌淡，脉弦滑。余辨为柴胡体质，投以八味解郁汤治疗，同时兼做心理疏导。5副药后，诸症大减。效不更方，再进15副。病人复诊，面色红润，饮食有加，睡眠好，烧心反酸已很少发作。言此是10余年来最舒服的一段日子。以前服药无数，费用难计，从无如此疗效和惬意。

八味解郁汤为黄煌老师经验方，由四逆散合半夏厚朴汤组成。临床对于柴胡体质患者所出现的很多疾病都有较好的疗效。功能性胃病也常有此方证的存在。本方目前为余临床上使用频次最多的处方。

anton553 2009 - 01 - 10

八味解郁汤也是我目前临床上使用频率最高、最得心应手的一张方子。但我最近发现应注意一个问题，就是方中理气药用了枳壳、枳实、厚朴、陈皮，要注意控制药量，预防大便稀溏。

jszyxby 2009 - 01 - 10

能用这个方子的病人体质一般较好，以实为主，若有下利倾向则可加山药、薏米，一般不必担心理气过度。若虚实差不多，或以虚为主，则要换方了，以半夏泻心汤为主了，亦可加柴胡、枳壳等。所以我认为在辨证时考虑哪个为主方非常关键。

sld639 2009 - 01 - 10

谢谢分享，我现在也经常用八味解郁汤，效果很好。失眠的患者半夏用30g，未见不良反应。

zure 2009 – 01 – 10

谢谢楼主分享！我在治疗胃病时，有时也分不清该用八味解郁汤还是半夏泻心汤。我觉得楼主此案对于体质的识别是其着眼点，"体形中等偏瘦，肤色暗黄而无光泽，表情丰富，性格敏感"，很符合柴胡体质，故收佳效。此外，楼主提到了心理疏导，也是挺重要的。

神农派 2009 – 03 – 25

以前没用过，今年春季来临，用了几例，效果都不错。

云出岫 2009 – 09 – 26

只要方证对应，临床应用效果确实很好。我一般结合"话疗"，症状较轻的服用 10 副即止。

沙丘沙 2010 – 02 – 05

我最近应用此方最多。曾治一男青年，胃病两年，用此方十余天痊愈，主诉也是反酸烧心。我的体会，右关浮弦或浮紧，或两关浮紧，为使用此方的脉证，右关浮滑者多是小陷胸汤证。而半夏泻心汤的脉右关沉弱，左寸偏滑实，而大柴胡汤的脉则两关沉弦。当然也要结合主诉、体质、腹诊、舌诊来综合分析。

还是黄师的那句话，学问一定从看得见、摸得着的地方开始。何兄论体质是从看得见的地方着手，我论脉是从摸得着的地方着手。

桔梗之我见

罗本逊

2009－04－06

　　桔梗，在经方中不过是排脓之义，故应用范围甚广，如咽痛、如肺痈、如疮疡。后世则倡桔梗有升提作用。已有无数医家予以反驳，认为后世医家的解释是错误的，但仅限于说桔梗是恶心性祛痰药，不能完全解释其升提的作用。因为很多时候临床并不表现出恶心。此次我感冒，经解表后遗留喉间有黄痰、咽部异物感、声嘶，予以桔梗甘草汤，桔梗 20g，甘草 10g，当时即觉得胃部不适，夜间胃部不适缓解，但咳嗽明显，第 2 天声嘶、痰、异物感均明显减轻。当时就思考，我夜间的咳嗽非常类似后世所谓的升提，故咳嗽明显。结合所学，我考虑应该这么解释比较合理：桔梗引起胃恶心，有可能有胃食道反流，而食道下方有感受器，该反射器可引起咳嗽。如此则古人所言咳嗽剧烈不宜桔梗的道理就很明白了。同时西医学也证明了很多哮喘样发作都与胃食道反流有关，而大柴胡汤治疗哮喘有效，估计也和其胃肠动力作用有关。如此一通百通，一举解释了两个疑问。

　　此外，我再提提桔梗甘草汤的应用指征：应该是在排除其余方证的前提下应用，即表证、阴虚证（猪肤汤）等后，惟有咽喉处不适即可作为主方，百用百灵。如果有其余方证，用这个就不灵了。中医的治疗，有一定的先后关系，一定要详读《伤寒论》才可明白。

黄煌　2009－04－07

　　分析很有道理！学经方就是应该如此！

小土豆　2009－04－07

　　如用桔梗甘草汤，剂量该为桔梗 10g，甘草 20g，止痛、止咳的效果应该会更好些。

gqdxk　2009－04－07

　　所以有桔梗、枳壳这种组合。

中和　2009 - 04 - 08

一直有个疑问：燥湿化痰药如半夏所化的痰是湿痰、寒痰，其特点是量多质稀色白，这种痰用半夏有效，那就意味着半夏能够使气管的分泌减少，这可能是燥湿化痰药的作用机理；而清化热痰药所治的痰是热痰、燥痰，其特点是色黄质黏而难以咯出，桔梗能治疗这种痰，其机理可能是使黏痰变稀而易于咯出，这可能是西医所说的"恶心性祛痰药"。

最近讲中药，对这个问题一直迷惑，不知这样理解对不对，也不敢在课堂上这样讲！

罗本逊　2009 - 04 - 09

如果按照潘华信先生的观点，则痰的燥与湿应该按照痰的质来分，而不应该以其量来分，痰多如果黏腻，反而有应用地黄、阿胶的机会，痰如果易于咳出，则应该是湿痰。对照经方来看，燥痰多用麦门冬汤，湿痰似乎无专门的经方，往往是小青龙汤等方剂各有适应证。

罗本逊　2009 - 04 - 09

另回答小土豆的问题，我本人平时就痰多，甜的吃多了更甚，故桔梗剂量比甘草多就是这个道理。每个人体质不同，应该也允许经方的变异吧。

抗过敏的大柴朴汤

芭窗夜雨

2009 – 08 – 13

近来常听患者抱怨输流几天了，仍然咽痒，早晚频繁干咳，鼻塞流涕更加严重了……诸如此类情况要考虑过敏性咳嗽、过敏性鼻炎，而不要在上感、支气管炎上纠缠了。

针对此类病患中的大柴胡汤体质或湿热体质人群，可考虑大柴朴汤，即大柴胡汤与半夏厚朴汤的合方，与柴朴汤相对而言。临床对柴朴汤治疗过敏性疾病报道多，笔者在实践中发现大柴朴汤治疗过敏性咳嗽（急性期）较之柴朴汤效力猛捷，可谓立竿见影。

过敏性咳嗽与一般的上感咳嗽在初期可以症状相似，但随病程进展，前者呈现出过敏性疾病特点，早晚频咳或咳喘。在病理生理机制上，两者则截然不同，前者在感冒初期即触发过敏机制（连锁反应），后者则仅局限于呼吸道的炎症反应，不会触发深层次的过敏机制，所以过敏性体质患者在初期即要选用大柴朴汤或大柴胡汤以截断病程，阻断过敏机制的蔓延。

黄煌 2009 – 08 – 13

非常好的经验！

jszyxby 2009 – 08 – 13

可是还是要考虑患者经输液或口服抗生素或清热解毒药后的体质改变，倘若仍属实热为主者，可考虑使用大柴朴汤，否则依然选用柴朴汤，一味党参不可少呀。

顾志君 2009 – 08 – 18

近来寒湿也多，往往还夹有热。柴朴汤很好用。

青云苓 2009 – 08 – 19

最近流感发作，主要表现咽痛高热、肌肉酸痛、腹胀腹泻，随后出现咽炎咳嗽、少许痰、易出汗，伴胃纳减退、四肢无力，而且持续时间较长，一般采用柴朴汤，治疗效果较好。大柴朴汤倒没有试过，值得学习。

芭窗夜雨 2009－10－06

  7~8 月，尽管用此方于呼吸、消化、皮肤诸疾。9 月，多感秋燥之气，去半夏厚朴汤，单以大柴胡汤处之。10 月，麻黄登场。处方之制，亦在乎识人，随天、地而变。

黄 芪

肖 鹏

2009 - 10 - 30

我从黄老师那里学习黄芪证的时候，是"汗出而肿，肌无力"。现在以我掌握的一些资料分析，黄芪是能量代谢改善及保护剂。

因能量代谢障碍而处于功能萎靡状态的组织细胞，可因黄芪的能量改善作用而获得功能的改善，由此衍生出种种有益作用。列举如下：

黄芪能显著增加血液中的白细胞总数，促进中性粒细胞及巨噬细胞的吞噬功能和杀菌能力。

黄芪能明显增强细胞免疫，促进 PHA、ConA、PWM（美洲商陆）引起的淋巴细胞转化。

黄芪多糖能升高正常大鼠红细胞的比容，增加红细胞数。

可以显著促进血清和肝脏蛋白质的更新。可增加脾脏蛋白质合成，并使脾脏细胞增生，胞浆内含大量粗面内质网。

黄芪可增强精子活力，在体外人的精液中添加黄芪水煎液，可使精子活动率、精子运动速度、精子前向运动速度、精子头部摆动的频率等均有显著提高。

黄芪有增强肾上腺皮质功能和抗疲劳的作用。

黄芪可通过增强免疫功能而抑制病毒性心肌炎。

黄芪具有强心作用，使心脏收缩振幅增大，输出量增加，对中毒或疲劳衰竭心脏的作用更为明显。

黄芪还有保肝、抗溃疡、抗肿瘤、抗骨质疏松、延缓衰老等作用。

同时黄芪的能量改善作用对于免疫细胞（淋巴细胞、单核细胞 - 巨噬细胞等）、血管内皮细胞、肾小球系膜细胞等起到免疫调节作用，抑制炎症损伤，间接改善受损组织的能量代谢，起到能量代谢保护剂和改善剂作用。

我同患者解释黄芪的补气作用，常常解释为能量代谢改善作用。我有一比喻：黄芪没有什么高能量物质，所以不能当新能源利用。气虚证好比加满汽油的轿车里发动机点不着火，汽油的能量就发不出来，黄芪只是帮助燃烧的。患者就很容易明白这些道理了。

下面先从几个经典案例的分析来考察黄芪的作用。

问曰：血痹病从何得之？师曰：夫尊荣人，骨弱肌肤盛，重因疲劳汗出，卧不时动摇，加被微风，遂得之。但以脉自微涩，在寸口、关上小紧，宜针引阳气，令脉和，紧去则愈。（《金匮要略·血痹虚劳病脉证并治第六》）

血痹，阴阳俱微，寸口关上微，尺中小紧，外证身体不仁，如风痹状，黄芪桂枝五物汤主之。（同上）

我的分析：老年人或是肥胖人，体内有毛细血管粥样硬化、胰岛素抵抗（不一定已发病）、脂质代谢紊乱、血行不畅等情况，使得组织细胞氧交换、代谢物交换不良，细胞缺氧而存在无氧代谢，产生中间代谢产物过剩，细胞器如线粒体等受损，正常代谢途径不能正常运转，只能打折扣，出现神经炎、肌营养不良性肥胖或萎缩，出现了上述临床表现。黄芪桂枝五物汤可以改善细胞的代谢，进而使细胞组织进入良性循环，逐渐摆脱氧交换及代谢物交换萎靡的局面，其中桂枝芍药的作用不可少。所以我组方时三者都要一起用，同时西药一起上。比起西药对代谢这一块的无奈，中药就凸现自身优势了。

问曰：黄汗之为病，身体肿（一作重），发热汗出而渴，状如风水，汗沾衣，色正黄如药汁，脉自沉，何从得为之？师曰：以汗出入水中浴，水从汗孔入得之，宜芪芍桂酒汤主之。（《金匮要略·水气病脉证并治第十四》）

黄汗之病，两胫自冷；假令发热，此属历节。食已汗出，又身常暮盗汗出者，此劳气也。若汗出已，反发热者，久久其身必甲错。发热不止者，必生恶疮。若身重，汗出已辄轻者，久久必身瞤，瞤即胸中痛，又从腰以上必汗出，下无汗，腰髋弛痛，如有物在皮中状，剧者不能食，身疼重，烦躁，小便不利，此为黄汗，桂枝加黄芪汤主之。（同上）

风湿，脉浮身重、汗出恶风者，防己黄芪汤主之。（同上）

首先来认识一下汗腺。人体的汗腺分为大汗腺（apocrine gland）和小汗腺（eccrine gland）。大汗腺主要集中于腋窝、乳头和阴部等处，开口于毛根附近。小汗腺广泛分布于全身皮肤，开口于皮肤表面，在掌心和足底最多，头部次之，躯干和四肢最少。汗腺分泌时，汗腺导管内的压力可高达250mmHg以上，因此发汗不是汗液简单地从血浆滤出的过程，而是汗腺的主动分泌过程。汗液的 pH 值为 6～8。汗液中的水分约占99%，固体成分不到1%。汗液的组成成分与血浆的组成成分有明显的差别。由汗腺分泌的汗液，渗透压与血浆渗透压相等，但当汗液流经汗腺导管时，在醛固酮作用下，其中的 NaCl 被重吸收，因而最后排出的汗液是低渗的。大量出汗时，机体丢失的水比电解质多，使体液的渗透压升高，导致高渗性脱水；同时，大量 NaCl 未被汗腺导管重吸收而随汗液丢失。因此，大量出汗时，在补充水分的同时，还应补充 NaCl，否则会导致电解质平衡紊乱。根据刺激因素的不同，发汗可分为两种类型，即温热性发汗和精神性发汗。由体内外温热性刺激引起的发汗，称为温热性发汗（thermal sweating）；由精神紧张或情绪激动引起的发汗，称为精神性发汗（mental sweating）。二者可同时出现，不能截然分开。温热性发汗的基本中枢位于下丘脑，称为发汗中枢（sweating center）。当体温或皮肤温度升高时，下丘脑发汗中枢受到刺激，通过交感神经传出，使全身小汗腺分泌汗液，导致温热性发汗。人体在安静状态下，环境温度达 30℃ 时，便开始发汗；如果空气湿度较高，衣着较多，气温 25℃ 时，便可发汗；劳动或运动时，气温即使低于 20℃，也会出现发汗。温热性发汗的生理意义在于蒸发散热，调节体温。精神性发汗的中枢位于大脑皮层，发汗的主要部位为掌心、足底和腋窝，其意义不清楚。另外，在进食辛辣食物时，口腔内的痛觉神经末梢受到刺激，也可反射性地引起头部和颈部发汗，这种现象称为味觉性发汗（gustatory sweating）。在晕厥、低血糖、窒息等情况下，也可由于交感神经兴奋而引起发汗（人卫版八年制《生理学》）。

这里要提到汗出这个症状。我们平时出汗不？都出汗，而且每时每刻都在出不少汗，只是量太少，都蒸发到空气里去了。汗腺是类似从肾小球的器官，血液经过汗腺的毛细血管后，就会有透过屏障的原汗液产生，类似从肾小球里滤过产生原尿；然后汗液要经过腺管的重吸收，成为汗液。类似于肾小管的重吸收作用。通常的情形下汗腺分泌汗液量是发汗中枢通过对汗腺的毛细血管舒缩调节来调节汗腺血流量而实现的，类似于肾血流量调节机制。病理情况下（如久病虚弱、肿瘤化疗、肾炎、肝炎等），由于机体某地方出现了损害，通过各条路经影响到其他各组织细胞的代谢活动，类似于多器官功能衰竭（MODS），只是这种危害远远小于 MODS 那样的程度（古人有用黄芪、当归来救脱血，黄芪可能就能通过保护代谢的顺利进行而预防休克、MODS 发生的倾向。当然已经发生了就不能再苛求黄芪取效）。这时汗腺细胞（包括支配汗腺的自主神经在内）的代谢出现了障碍，分泌调节失调（不是休克时的失控）显现了多汗、盗汗、无汗，可能同时有重吸收障碍、舒缩调节障碍，出现或多汗、或无汗、或盗汗等的临床表现。临床医生喜欢先让患者口服黄芪精口服液，由于这些疾病只是处在亚临床状态，机体自身的调节尚能发挥自愈功能，故而服药后一切都平静了。

当气虚无汗，需要发汗治疗而发汗药发不出汗时，可以加黄芪。可参看《医学衷中参西录》。

需要说明的是，汗水发黄是胆红素升高引起，小便也是黄的，不像黄芪的特异性指征，应当听黄老师的，用栀子、黄柏等。

高血压肾病、糖尿病肾病、慢性肾小球肾炎等表现为蛋白尿、隐血，肾功能尚未受损时，在用西药控制好血压、血糖的基础上，用黄芪会有效果的，但不是都能很快取得明显效果。上海曙光医院肾病科治疗慢性肾病蛋白尿（＋＋＋～＋＋＋），镜检大量红细胞的患者，用几副中药就能降下来，但不能消除。

我考虑慢性肾小球肾炎、肾病综合征、高血压肾病都有肾小球内皮细胞受损，肾小球毛细血管壁细胞代谢障碍的情况。由于肾小球毛细血管壁细胞的代谢障碍，使得维持静电屏障所需合成的 Nephrin 裂隙膜蛋白、podocalyxin 蛋白及各型胶原蛋白等所需的能量不足，血液中的大量蛋白越过屏障，加大肾小管细胞重吸收的负荷，在原有肾小管细胞代谢障碍而能量不足的情形下，蛋白尿形成了。使用黄芪能改善肾小球毛细血管壁的能量代谢，继而促进各种蛋白合成和细胞损伤修复，达到维持分子屏障的作用，故能将蛋白尿从（＋＋＋～＋＋＋）下降至（±～＋＋）。不易消除的原因考虑为，一方面尚未坏死的肾小球毛细血管壁细胞发挥了屏障作用，同时，已经坏死的细胞就形成了漏洞，蛋白通过漏洞流失至原尿，肾小管细胞胞饮不彻而成。这时，黄芪量大有益，长期维持，可以等待漏洞的瘢痕修复而消除隐血及蛋白尿。

研究表明，黄芪桂枝五物汤、玉屏风散常服可以提高黏膜的 SIgA 分泌，提高抵抗力。能促进肝脏白蛋白合成，并可减轻高脂血症症状，能升高白细胞、改善贫血等，也能间接支持代谢一说。

王晓军　2009－11－03

楼主的好文章，堪为当代的衷中参西录，向您学习！很喜欢看您的这类文章，望继续！

zillion　2009－11－22

楼主的思路很新颖，用现代医学的理论来解释中药的药理、药效，是大学研究的方向之一，在这种思路的指导下，结合实验研究，很容易出论文呀！

芭窗夜雨　2010－09－14

黄芪证与饥饿感的传导通路有关。黄芪证食欲好，服用黄芪后，强烈的饥饿感会减退。

饥饿，是"饱食中枢"和"进食中枢"对血液中的葡萄糖值的变化的敏感反应。如果血液里糖值降到体内正常水平以下，进食神经则非常活跃。若是血糖到了体内正常水平以上的话，饱食神经很活跃。人和动物都是根据这两种中枢神经的不断调节，而使身体内部的血糖值得到平衡的。

此外，还有人体对葡萄糖的利用率问题。肥胖的糖尿病患者，因为对葡萄糖的利用率降低，所以感觉饥饿。这是另一套传导机制，此时血糖的浓度刺激已经麻木。

黄芪的作用是改善胰岛素抵抗，增强人体对葡萄糖的利用率，改善相对"缺糖"，降低此条通路对"进食中枢"的刺激。而随着葡萄糖利用的改善，血糖即随之降低。

胃的饱胀也会对中枢产生刺激，产生饱食的感觉，这是第三条传导通路。

肖鹏　2011－04－03

今天忽然来此看到兄弟回复，甚幸！

黄芪的效用之一就是改善能量代谢。

消化道平滑肌、消化道腺体、黏膜等的活动都受后交感神经系统支配，经交感－副交感神经调控后，交感神经系统和某些消化道腺体、平滑肌产生作用，使消化道各部分构成一个较为完整的系统。

消化道系统长期处于萎靡状态的患者，服用黄芪后可能很快就产生平滑肌活动的活跃，甚至亢奋；消化腺体分泌抑制（类似汗腺，因交感兴奋），黏膜吸收消化道液体亢进，消化道菌群代谢产气增多，故而先出现上腹胀、嗳气，继而肠气运动亢进或伴腹痛，最后矢气频频，或解大便，或矢气虽少或无，但排便有力。配伍芸香科的陈皮、枳实、金橘、柠檬、佛手等具有理气作用的药物就可以缓和这种局部的异常兴奋（通过调节神经系统发挥作用）。

黄芪对于体细胞内某些病毒颗粒的复制可起到促进作用，如促进疱疹病毒科中的一些亚科病毒的复制而产生口腔黏膜溃疡。并能对某些神经－内分泌－免疫网络型疾病中由神经内分泌活动亢奋、炎症因子引起的炎症反应起促进作用。故而在中医理论中强调一般要避免在外感发热性疾病及气郁化火、阴虚内热性疾病中使用，认为助湿热、热毒，助气火伤阴动血。长期使用一般要配伍升麻，如李东垣的补中益气汤。古人认为，升麻解热毒，能发表透疹、清热解毒，而张元素自创升提之说，认为能升举阳气，已经受到许多人的质疑，不足为训。

《内经》云："亢为害，承乃制。"机体确属能量产生代谢低下，需要改善，那么用黄芪可增强病毒复制的能力（助邪作用）往往不敌伴同机体产生抑制病毒复制的能力（扶正祛邪作用），即使外感发热病，也不忌讳。如果机体神经－内分泌－免疫网络已经处于活动亢奋中了，那么即使虚乏无力，也要考虑是否助邪热、助气火、伤阴动血，审慎灵活地处理。

　　黄芪还有促进儿童性早熟倾向（影响内分泌），许多医生已经注意到这点。所以玉屏风颗粒都不能滥用。

吴佩孚、张锡纯体貌对石膏证的提示

芭窗夜雨

2009 – 06 – 01

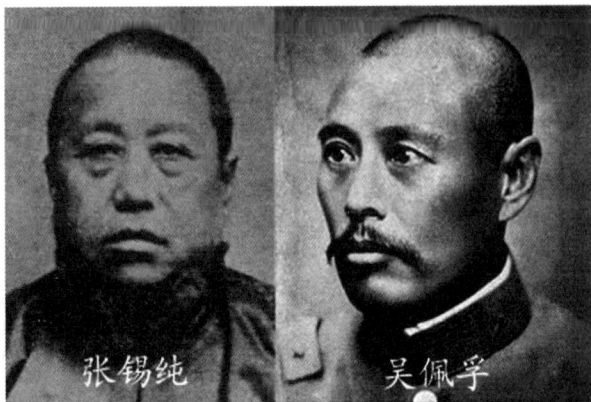

张锡纯　　　　　吴佩孚

吴佩孚，北洋军阀，因暴怒而致上门牙剧痛，医易三人，经治一周，罔然无效。时北京名医陆仲安脉之，惊曰："此特大之燥症，独秉阳赋，异于常人，真斯人而有斯症。然而，非常之燥，非非常之剂量不能制，否则杯水车薪，徒增病势耳！"陆详审吴先前所服的三张药方，对其中一方颇感兴趣："此方用的是白虎汤，乃对症之药。"言罢，陆提笔开药四味：石膏、知母、粳米、甘草，仍为白虎汤，只是将方中石膏剂量由八钱增至八两，服后牙痛竟止。第二年，吴牙痛复发，陆又用此方治之，而石膏用量由八两升至一斤。吴服之，牙痛又止。

张锡纯，近代名医，擅用石膏。

此二人，一为可用大剂石膏，一为擅用石膏，在体貌上也多相似之处，是否提示我们临床可作为石膏证的应用参考？

小土豆　2009 – 06 – 01

军阀的眼裂大，精彩外露，脾气暴躁，情绪易波动，属气火之体；张锡纯眼神内敛，体型肥满，恐是痰湿之体。

李小荣　2009 – 06 – 01

张锡纯睑下虚浮，脸庞圆润饱满；吴佩孚目露精光，脸颊略瘦唇厚。

城里娃脑　2009－06－01

张锡纯常服生硫黄。

然不及汤　2009－06－02

楼主可能想归纳出石膏体质吧？

能不能从石膏证进一步找到适合长期服用石膏的石膏体质恐怕还有问题，大剂石膏久服难免霸道偏颇，小剂量又很难说它起到了什么核心的作用。

芭窗夜雨　2009－06－02

楼上几位的观察很细致，我还没有注意到眼裂、嘴唇的厚薄这些面部元素的观察。对张锡纯的认识是受他用石膏的经验感染了，总以为他必定亲身多次尝用石膏，才能有此独到经验。

我的原意是指体格壮实，但头发稀少的一类人，民间常说是聪明透顶，所以头发掉顶了。传统中医的理论解释大概就是燥热不生血，而发为血之余。

芭窗夜雨　2009－06－02

麻黄体质者毛多，头发浓密，长胸毛，腿毛厚，如韩国影星张东健。从传统中医角度解释，麻黄体质是寒湿之体质，而寒湿不正是森林土壤吗？

anton553　2009－06－02

我看着张张锡纯怎么也有点黄芪体质的面貌特征呢？

芭窗夜雨　2009－06－02

应该有一类人适合而需要用石膏的，无论石膏是和麻黄配伍，和桂枝配伍，和大黄配伍，这些不同体质者中应该有属于石膏的共同点。

针对具体的人来说，体质是复合的，不是单一。

liu6513　2009－06－05

体质是复合的，赞同！年轻时的体质可能还比较纯粹，但到中年时的体质往往是复合的！

黄煌　2009－06－05

望诊是四诊之首，望神是望诊之首，而望神中尤重望眼神。这是辨体识人最重要也是最直接的途径，但此技甚难，真是用得上那句话："可以意会，难以言传。"

张锡纯的眼神是含蓄内敛，吴佩孚的眼神精彩外露，前者有智慧，后者有勇气。这是看其人的社会心理特征。如要看其属于何种疾病趋向，当用何方何药？则需要结合其面容肤色光泽加以判断。张锡纯眼睑松弛下垂，面容虚浮，缺乏光泽，应是阴寒体质；吴佩孚眼睑坚敛，面庞肉坚皮聚，当有油光，应是阳热体质。如同是牙痛，张锡纯可能用葛根汤或黄芪桂枝五物汤，甚至要用四逆汤加肉桂之类。而吴佩孚可能用三黄泻心汤，或者黄连解毒汤，或者白虎汤，或在上述方子的基础上加细辛、附子。

芭窗夜雨　2009 – 06 – 05

谢谢您的指点，我会观察思考的。

336699　2009 – 06 – 05

张锡纯"甲减面容"，吴佩孚"甲亢面容"。甲减病人阴寒，甲亢病人阳热。受大家的启发感觉是这样。

czj　2010 – 01 – 03

外貌体征是体质的充分条件，易发证是体质的重要条件。

gaogefei　2010 – 01 – 04

记得大概在7、8年前《南方周末》曾详细介绍吴佩孚其人其事，看后很佩服，他的确很有勇气，还很爱国！

poshan　2010 – 01 – 06

吴佩孚（1874～1939 年），字子玉，汉族，山东蓬莱北沟吴家村人。1898 年投淮军，1906 年任北洋陆军曹锟部管带，颇得器重，后升任旅长。护国讨袁运动兴起，随营入川镇压蔡锷领导的云南护国军。1917 年 7 月，任讨逆军西路先锋，参加讨伐张勋复辟。同年孙中山组成护法军政府。1919 年 12 月冯国璋病死，曹锟、吴佩孚继承了直系军阀首领的地位。1939 年吴佩孚患牙病高烧不退。同年 12 月 4 日，日本牙医受命于土肥原谋杀吴佩孚，吴在牙医刀下当场身亡，时年 65 岁。国民党政府追认为陆军一级上将。

芭窗夜雨 2010－09－16

　　此帖是我学习体质学说走入了误区，特别提出，提醒学习黄老师体质学说的朋友。体质学说并不是看上去的那样简单，并不能想当然，一定要根基于临床，积累经验之后，才谈得上对体质的感悟。

xsun 2010－09－17

　　黏膜是否为少阳的部位？

芭窗夜雨 2010－09－17

　　罗氏，36 岁。2009 年 4 月 7 日初诊。咽痛 3 天，大便正常，口干饮温或凉，不咳，颈肩强不适，不畏寒。失眠 1 月，有工作压力，但无紧张心烦。月经正常。肤黑体胖，无汗，咽充血，扁桃体Ⅱ°肿，舌红赤，苔白。处方：葛根 30g，麻黄 10g，柴胡 15g，黄芩 15g，法夏 15g，桂枝 6g，云苓 15g，熟大黄 10g，生龙骨 15g，生牡蛎 15g，甘草 6g，红枣 20g，桔梗 15g，栀子 10g。7 副。服药 3 剂，结合自我调节、运功，睡眠改善，仍苦于咽痛，舌尖红赤，口干多饮，疑惑之情溢于言表。"舌尖红赤，口干多饮"，石膏证明矣！答曰：中药续服，增一味即可。遂处生石膏 100g，共 400g，嘱与余剂同煎。诸症遂愈。

　　按：吾初习石膏，好大喜功，每 100g 见于处方，常致药房告罄。今年初因夜卧读书而患眼疾，处以小青龙加石膏汤，夜间开窗又袭凉风，3 剂尽而感白虎袭头，方知石膏误用之苦。今夏遇空调每以衣物遮头面，处方亦减为三四十克之间，未尝见乏效。况医又言，石膏乃矿物，于水能溶几分耶？

肖鹏 2010－09－17

　　生石膏一般用 20g 足矣！可以反复煎汤取服。

李小荣 2010－09－20

　　黏膜与皮肤交界处的病变，人体对称性窍道，以及外分泌腺体的病变多为少阳病，个人浅见仅供参考！

兰洪喜 1 2010－09－20

　　张锡纯胖壮，大柴胡汤、黄芪桂枝五物及葛根汤都可以。吴佩孚瘦，眼神暴烈，石膏、三黄都会有效。

黄芪桂枝五物汤加味治疗肾病

肖鹏

2009 – 11 – 02

　　慢性肾小球肾炎，临床上常出现下肢浮肿，尿隐血，尿蛋白，西医学没有特效的治疗办法，常用糖皮质激素治疗，并运用 ACEI 或 ARB 类，试图抑制炎症反应，降低尿蛋白，并针对脂质紊乱使用贝特类及他汀类。慢性肾炎迁延不愈，尿蛋白不除还会引起肾小管病变萎缩，最终进入肾功能不全、肾衰竭。

　　对于肾功能正常的肾小球肾炎患者，我推荐停止使用糖皮质激素而使用中药治疗。不但可以改善体质，还能避免糖皮质激素的各种副作用。

　　对于高血压肾病和糖尿病肾病，只要肾功能正常，也推荐使用中药治疗。

　　对于急性期肾小球肾炎或慢性肾小球肾炎急性发作者，我推荐使用糖皮质激素治疗，待病情缓解后，再用中药治疗。

　　我的评价：糖皮质激素用于急性发作期肾炎是比较明智的，可以立竿见影，但对于进入慢性期的肾炎则不能墨守成规地继续使用糖皮质激素了，不但效果不理想，而且还会出现许多副作用，最终会使患者死在糖皮质激素上。

　　ACEI 和 ARB 类药的消除蛋白尿作用是很弱的，几乎看不见一点疗效。

　　我所在的医院每月都有上海肾病专家来坐诊一次，每次都有大量患者云集在外，一边等候一边交谈着，常听到抱怨："看病看了 2 年多，尿蛋白还是（ + + ～ + + + ），一点也没有减少。"有的看了一年半载，也没有见效。

　　我开始时就接诊高血压肾病和糖尿病肾病患者，在西药控制好血压、血糖、血脂等前提下，运用中药来治疗肾病，后来慢性肾炎的患者也来看了，积累的成功例子越来越多。

　　蛋白尿者中药方以黄芪桂枝五物汤加白术山药茯苓为主方。

　　炙黄芪 60g，白术 30g，陈皮 5g，桂枝 10g，白芍 10g，干姜 10g，红枣 10g，怀山药 30g，茯苓 30g。

　　隐血多者再加入墨旱莲 10g，紫草 10g，茜草 10g。

　　梦多、汗多、抽搐者加煅龙骨 30g，煅牡蛎 30g。

　　蛋白不易消除者加芡实 10g，金樱子 10g。

服药取效的基础是西药控制好血压、血糖、血脂，并避免疲劳、感染等。如果放任不管的话，病情会反复。

在此提醒各位爱好中医的人们不要排斥西医学，要各尽其用。

做到以上要求的话，一般情况下尿蛋白一周就有下降，两周就能消除。隐血消得比较慢，要一月才基本消除，接下来要巩固治疗两三个月，以后间断复查。

对于慢性肾功能不全的患者，用以上方法也有效果。

要问我原理的读者可以看看拙作《黄芪》，这是我一年多临床实践和探索的结晶。

今天打算更新一下。关于黄芪，糖尿病患者尽量用生黄芪，因为炙黄芪很多是蜜炙的。有的患者服用黄芪会出现腹胀，故我一般都加小剂量陈皮或枳壳，大部分人其实不必加用。长期使用黄芪后，有的患者会出现口腔溃疡，为避免这种情况，可以加升麻（如补中益气汤），或服用复合维生素 B。黄芪的作用还有很多，比如，有的人容易出现瘀斑，可是血小板计数和凝血酶原时间等都正常，考虑是毛细血管脆性增加，更进一步原因是毛细血管的基底胶原蛋白合成不足，可以使用黄芪。过敏性紫癜也可以考虑使用黄芪，但还是紫草、墨旱莲、茜草的针对性更佳（干祖望的脱敏汤成分为紫草、茜草、墨旱莲、蝉蜕、地龙。平时我用桂枝汤或柴胡桂枝汤加紫草、茜草、墨旱莲、蝉蜕治疗过敏性鼻炎、咽炎，屡用屡效。推荐同学使用后，也屡用屡效）。关于茯苓，有时候单用黄芪效果不理想时，就要注意茯苓你用了没有，茯苓属于菌类，功同灵芝和冬虫夏草，都有安神作用，都作为一种"外来的生物信号"，有刺激免疫细胞提高免疫功能（"免疫系统锻炼"）和调节免疫系统功能。当然有的时候，你发现不用黄芪的改善能量代谢作用，就单用大剂量茯苓，肾炎也能缓解，蛋白尿也能消除，这一点大家可以在临床上进一步关注。

关于附子，的确可以使用，只要患者有阳虚的指征：冷不起，热得起，头昏沉欲寐，神疲乏力，口不渴，或耐热饮、耐烫浴，或得睡反更累、还咽痛，活动后则又精神振作等，可以参看郑钦安的著作。总之，机体组织器官的功能下降而没有破坏之际，使用附子可以提振各组织的功能。如有的患者肌酐清除率下降，呈现波动，就可以用诸如附子、黄芪、肉桂来提振肾脏的功能，不必拘于急性肾衰而用真武汤。的确，真武汤在我的处方中比例很频繁，附子在 10~30g，我没有发现心动过速，对高血压患者和血压还在高水平患者的血压几乎没有影响。

anton553　2009 – 11 – 03

实实在在写出自己的心得，不错的短文。请问楼主，桃红四物汤加丹参之类的方子效果怎样？还有，你这个是对病专方，也包含了你将西医病理药理融会贯通的理解后对黄芪有"清道夫"等作用的假设，那需要辨证处方吗？比如湿热型、肾阴虚、肾阳虚等？

肖鹏　2009　11　03

我跟随的高红勤主任，她用过各种方法，还有肾内科也经常使用黄芪地黄汤、六味地黄汤加味方等治疗，就是你所说的分型法，但是实践效果不如我专用黄芪类方来得明显。而且几乎每周都要随症状的变动而更改，有时是六味地黄汤，下一周可能改成六君子汤了，一会儿又改活血方、化湿清热方了。总之，方随症状的改变而改变，没有一个定法。我考虑的是疾病的根本矛盾，正如《黄芪》一文中所写的机制，症状像树叶一样繁多，我只要抓住主干治理，不需要什么都去修剪一翻。

肖鹏　2009 – 11 – 03

有兴趣的同道可以去做一下临床验证，但必须提醒你，各种药的剂量不能少，尤其是黄芪、白术的量不能少，不然就没那么理想了。

a923039　2009 – 11 – 05

首先感谢肖老师提供了慢性肾脏病的治疗思路！

我的一点认识：慢性肾小球肾炎是免疫系统参与的疾病，目前西医学不是没有特效的治疗办法，糖皮质激素治疗就是很好的选择，而且 ACEI 或 ARB 类不单纯抑制炎症反应。它一方面通过扩张肾小球，降低肾小球内压，调节肾小球滤过膜孔径，减少尿蛋白排泄；另一方面通过抑制促进肾小球硬化的炎症因子的形成，减缓肾小球硬化的进程，从而达到治疗的目的。

慢性肾脏病的治疗首先应该明确是什么病理类型，如果是新月体肾炎，肾小球毛细血管腔都是新鲜的新月体，即使你选择激素冲击治疗，也未必可以缓解病情，就更谈不上中药的应用了；如果是儿童常发的急性链球菌感染后肾小球肾炎，即使你不给它治疗，随着时间进展，它也慢慢缓解，而后痊愈。

中医中药在慢性肾脏病的治疗方面确实有很大优势，但是选择什么方案、什么样患者、疾病的什么时期治疗，是一很有意义的课题。我相信肖老师给我们肾科医师提供了一个很好的思路，希望在以后工作中能够更好地发挥他的优势。

肖鹏　2009 - 11 - 06

首先，我自己并没有专门收集自己的病案，这一点很遗憾，因为我自己没有时间，我要负责看许多门诊病人（我在心血管门诊），闲暇时间还要学习再学习，不敢当老师。

第二，我认为现代医学的基础研究是很先进的，但根本不能代表现今临床医学所取得的水平，所以你所说的现行糖皮质激素治疗并不符合特效疗法的要求，只是一种权宜之法。个人意见觉得有待改良，追赶基础研究水平，要靠新药的研发来解决。

第三，分型治疗是值得肯定的，但基于我们基层县级医院的条件，还没法开展肾穿刺，只有让上级医院去实施。因而治疗其实主要由上级医院在制定，我们地方上的肾内科医生就是在按上级医院的治疗方案做，小地方医院的建议病人往往不会重视。

第四，ACEI 和 ARB 在药理上对肾炎有益，临床上降压首选这两类，但还是那句话，实践中的效果其实并不能让人满意，充其量只能算是辅助治疗。在心内科也有类似情况，如心肌炎后，用辅酶 Q10 的效果如何如何，其实你注意劳逸结合，多吃健康饮食的效果也不差多少。

我接触过许多患者，主要是高血压肾病和糖尿病肾病患者，他们没有进一步肾穿刺。也有一些慢性肾炎的患者，极少数人有肾穿刺的经历。有的人因为服用糖皮质激素而继发库欣综合征，脂质紊乱，骨痛，血糖升高，乏力，多汗盗汗，感染，痛苦万分。还有没接诊的患者服用糖皮质激素后肾炎痊愈了，但股骨头坏死，骨折了等等，不一而足。

糖皮质激素到底该怎样使用，目前好像没有这方面的专门研究。

我老师高红勤有一例重症肌无力女患者，70 余岁，就是用糖皮质激素6 年余，全身浮肿，乏力多汗等等，径停激素，用补中益气汤合犀角地黄汤，生、炙黄芪各 50g，三周控制下来。

杏苑品经方——2009 年经方医案研讨会会议纪要

2009 - 11 - 09

黄老师致开幕词： 现在沙龙已经成为我每天必去的地方，因为我也希望从这里面学到东西。但我感觉到，光靠大家在论坛上交流还不够，还需要大家面对面地进行交流，其实我想见大家已经很长时间了。经方的东西是经验的东西，经验的东西就必须要交流、冲撞。我一直认为，中医的高手在民间，中医的饭碗在诊室，我们只要有开经方的机会，只要有病人，我们就能学好经方，用好经方。我希望大家能踊跃地发言，让我也能好好地学习大家的经验。

姜宗瑞（沙丘沙）： 谢谢黄老师。严格说，我应该是个农民，中医是我的第二职业。从现在一直到过去的 20 多年，我基本上是边务农，边行医，并不是专门的医生，但有对经方的这种爱好。我的初衷是，学医就想弄明白，比较单纯，没有考虑其他过多的事情。今天我想先谈谈关于针灸方面的经验。针灸的见效按照《内经》的讲法，可以针下立起。我讲几个小经验，大家可以试用。颈椎病、颈肩痛用太冲；腰腿痛、急性腰扭伤用尺泽；面瘫用劳宫；咳嗽等肺部疾病用昆仑。我的原则是只用一个穴。面瘫这样的单侧病，取对侧。腰痛可以按照男左女右的原则，一般不需要取第二次，如果要取可以取剩下的那个穴位。现在的针灸针较细，可用 2～3 根一起扎进去，不需要行针，不超过一分钟，针完后马上起针。

我再谈一下癌症的治疗。诊断后没有经过任何处理的效果相对比较好，经过放疗、化疗治疗后则比较困难。没有经过放疗、化疗的癌症，用辛温药比较多。因为癌症属于燥邪，燥除了热燥，还有凉燥。经验提示，特别冷的时候特别干燥，这是燥邪用温药的机理。方有理中汤、青龙汤、真武汤、乌头桂枝汤，寒热并见可以用乌梅丸。

剂量：经方一两，大剂量按 10g 算，中剂量按 6～8g 算，小剂量按 3g 算。我用中、大剂量比较多，1 副药分 3 次服，小孩子不拘时服。

大黄　虫丸是自己做的，因为有些虫药如蛴螬自己买不到。从瘀血的角度考虑，用后病人贫血改善，缓中补虚，以攻代补。此方用于胃癌的指征：病人舌质较紫，腹部比较结实，有点抵抗。

黄老师： 胃癌许多人经过化疗，食欲不振，贫血，我用炙甘草汤比较多。对于消瘦，贫血，大便干结效果比较好。后来发现有人大量使用炙甘草不太舒服，所以现在使用薯蓣丸比较多。薯蓣丸基本按照张仲景原方，一副药吃两天。我的病人瘀血证的不多。

沙丘沙：您的病人经过化疗，我的病人很多是原发病，症状完全不一样。

黄老师：经过手术、放化疗的患者虚证多。肺动脉高压、肺动脉血栓患者，两目黯黑的可用大黄䗪虫丸。

沙丘沙：关于薯蓣丸我还有一个经验，就是对阳痿效果很好，大家可以试用。

温兴韬（woyunzhai）：黄老师给我雅号"温桂枝"，下面我讲讲自己运用桂枝汤的体会，这仅仅是短期经验，需要大家的大量验证！我在当学生时听方剂学老师提到一老中医医案——顽固性紫癜用桂枝汤治愈。有人问为什么用桂枝汤，老中医说我也说不清楚，但我有一个理念，叫"反其道而行之"！既然清热凉血类无效，不妨用一下热性的药！1剂好转，3剂而愈！这个对我启发很大！学《伤寒论》时我特别留意桂枝汤，第54条原文："病人脏无他病，时发热，自汗出而不愈者，此卫气不和也。先其时发汗则愈，宜桂枝汤。"后临床见习于合肥市第一医院时，有一典型病人，为一海军，肤白、舌偏淡嫩、脉弱、发热，当用桂枝汤，但没人注意！

皖南有一老中医，日诊病号七八十，而用桂枝汤的比例也达百分之七八十！后来我去拜访他，严格说这位老中医不属经方家，但在偶然间掌握了桂枝汤的方证！这位老先生非常了不起！毫无保留地把经验传授给我，他认为选用桂枝汤的指征是：舌质偏淡黯、面色偏淡黯甚至面色萎黄、脉弱！很佩服他！他叫殷扶桑。下面讲我应用桂枝汤的几个医案：

（1）病毒性角膜炎案。先采用五苓散效微，据其头面部恶风，5副桂枝汤愈。桂枝汤我都用桂枝，只有腰痛时用肉桂！

（2）头痛案。夏天天热，上半身不敢吹风扇而下半身可吹，用桂枝汤愈。用桂枝汤，有些是全身性的恶风，有些是局部的恶风！

（3）胃部久病案。胃部不能吹风，用桂枝汤愈。所以经方治病不论病程多久，哪怕是二十年、三十年，只要方证对应，只需几副药！

（4）乳腺炎案。前年冬季下大雪，乳房红肿热痛，我太自信了，用经验方却无效！病人说，"两个乳房像有冷风向里面吹"，调整思路，用桂枝汤愈。

（5）右脚跟痛案。诉脚跟有风往里吹，用桂枝加附子汤愈。

（6）面瘫案。以往采用传统疗法，配合针灸、按摩治疗面瘫，效失参半。某院长面瘫，面部有恶风，用桂枝汤2剂愈。后有多例面瘫用桂枝汤治愈。

主题之三 ⊙ 方药吟味

（7）桂枝汤治肩周炎，只要有恶风！有加葛根的，有加附子的，有加苍术的！

（8）痛风，用桂枝加大黄汤速效！

徐汝奇（江湖医侠）： 我与高格非、黄波、小荣前天傍晚五点半到薛师姐那里，看了她看完十来个病号，我感觉薛师姐对经方的运用技术非常娴熟，真的不简单！特别是她跟病人的沟通方面令人敬佩！薛师姐、黄波、小荣都能很娴熟地运用黄老师的技术也就是经方医学方证、药证相应技术，我感觉学中医一定要像黄老师一样，要从临床实践中找出规律来。

学中医阴阳气血五行也不能排外的，但是一定要讲求实效，这就要从方证、药证中找出规律来。我虽然搞中医、用经方这么多年，但感到差距还是很大。通过《黄煌经方沙龙》追到论坛，发现这里真是一个非常非常大的天地，我非常感谢经方沙龙论坛，给我们提供这样一个学习、交流的平台！

下面我谈谈对脉的运用体会。脉诊方法非常重要！把脉把气！气机的升降，左升右降，左升即肝气升，肝气升则脾气升，右降即胆胃。先据关脉确定肝脾胃胆的气机，如左关弦——与少阳有关、左关弱——脾虚。右关往往关系到小肠、脾的吸收，右关浮弦——丹栀逍遥散、双关弦——柴胡陷胸汤；双关脉似有似无很弱而细涩——原发性肝癌。

夏时炎（仆本恨人）： 我带来两个医案。案一为可疑带状疱疹，痛剧，恨不得脱掉衣物，有微热，有怕冷，局部皮肤无异常，根据大柴胡汤体质，开了大柴胡汤合桂枝茯苓丸，疗效非常好，当夜痛缓。

我觉得体质学说非常值得学习、探讨！桂枝体质者患胆囊炎该用什么方？近来碰到这样的病人，非大柴胡汤体质，也用了大柴胡汤，也有效！（黄老师评论：慢性病的调理应该重视体质，从体！急性病的治疗从证不从体！）

案二为肺小细胞癌伴颅内转移，根据黄老师的经验用柴苓汤治疗，7剂后效果非常好。我还用五苓散消除过色斑，有美容效果。但对五苓散的利尿机制困惑不解！

颜怀奇： 我来自贵州遵义，于1945年卫校医士专业毕业，当法医30年，法检约1500例。当初理解不了《伤寒论》《金匮要略》，就看张锡纯著作。后来有中医同道介绍我读《经方100首》，用现代医学观点，用通俗的语言来表述，经方医学很容易接受！我最先受益于大柴胡汤，3块6毛钱。

仲景用附子有"炮令坼"，我介绍炮附子和炮乌头的新经验：将附子置于微波炉中，用高温档2分钟后取出观察，并翻转使之受热均匀，连续

2 次，至附子呈现淡黄色为佳。经过以上微波炉处理的附子，即是"炮令坼"。不仅毒性减低，借助微薄的热量，使得疗效提高。我自制乌头赤石脂丸治疗胃痛（将随身携带的 2 瓶自制乌头赤石脂丸展示给大家看）。还曾用柴胡龙牡汤原方，铅丹用 6g，治愈 11 岁癫痫案。黄老师大力推广经方，我就是受益者。黄老师是当代的陈修园！

（沙丘沙补充：铅丹有真假，把铅丹放在铁片上加热，冷却后观察铅丹颜色，能还原成黄色的为正品。）

毛科明（咖啡猫猫）：补充大柴胡汤体质：胖人多、体型矮胖、上腹部按之痞满充实；但发现瘦人、虚弱的人也有大柴胡汤证的时候，叫"大实有羸状"！有个 70 多岁的老年妇女，拉肚子拉了半年，怀疑肠癌，人瘦弱，怕做肠镜，来找我。餐后胀、嗳气，腹部按之充实痞满，大便每天 7~8 次，便前腹痛、便后舒服。以前吃过很多药，多为健脾类方药。我用大柴胡汤加 3g 黄连，5 副好转，用原方再吃。后得知治愈！这是一个大柴胡汤证。

有一体型矮胖，有胆囊炎、胆囊结石，无餐后胀、痞满，每日大便 2~3 次，便前有腹痛，腹部按之充实无压痛，舌苔干腻的，用大柴胡汤，酒大黄 6g，药后大便 6~7 次，拿掉大黄还是拉，改柴胡桂枝干姜汤 3 副还是拉，以前吃中药都拉。（黄煌教授补充：可考虑五苓散证。）我体会用大柴胡汤的有餐后胀、心下按之痞满的效果明确！

归芍散服后拉肚子，白芍只用了 10g，甚至改用赤芍，不明白归芍散服后拉肚子是属于归芍散的副作用还是属于排病反应？！

郭其祥：黄老师的方证、药证好用、好推广。非常感谢黄老师。家中备着经方小方如麻黄汤、桂枝汤、苓桂术甘汤、麻黄附子细辛汤泡茶喝。

介绍我的两位老师的验方：

一是陈源生老师（重庆中医药研究所）的柴芍龙蛎汤：柴胡 12g，白芍 24g，龙骨 30g，牡蛎 30g，玉竹 15g，茯苓 15g，甘草 6g。主治以胸闷烦惊为主症的病症。

二是江尔逊老师（四川乐山）的加味温胆汤：半夏 6g，茯苓 10g，陈皮 6g，竹茹 6g，枳实 3g，生龙骨、煅牡蛎。药引是每天大笑 30 次。治疗焦虑、惊恐、失眠等以精神症状表现为主的病症。

肇永前（雍乾）：关于姜宗瑞老师谈到颈椎病针太冲穴，原理可能是肝之枢在颈，肝主筋。针太冲穴，快速扎入后浑身有电流感之后症状减轻。姜宗瑞老师谈到脉诊上取上、下取下，我临床治疗鼻炎比较多，鼻炎在左右寸部上鱼际的部位有个小粒粒，浮得很厉害。

肝郁证，柴胡体质，左关脉有黄河改道感，紧张有力、压之很厚，往往脾气浮躁！用柴胡类方机会大！加上浮象有表证的，用柴胡桂枝汤；咽喉、鼻部有热证，用小柴胡加连翘、荆芥；脉沉滑有力、按之心下痞，用大柴胡汤。

痛风在发病前十天或半个月往往饮食较丰富，我都用桂枝加大黄汤、大柴胡汤、桃核承气汤，多取效！虎杖用得较多，通利大小便。大黄附子细辛汤在痛风里用得也较多。

曾用3副麻黄附子细辛汤治老妇白日瞌睡，面白，后检查有脑萎缩。

江厚万（江边日月）：经方的结构、比例、加工工艺都是先辈精心总结的。比如半夏泻心汤治疗胃炎，有80%的效果。药物能达到70～80%的效果，就是好药。现在我临床上用得比较多，慢性胃病，特别是溃疡病，多数都是HP感染引起的。2003年我特地来南京向黄煌老师讨教，黄老师毫无保留地给了我这个方子。此方制剂能不能行得通？我认为此方是可行的。

黄老师：我补充一下，这个方子夏奕钧先生常用，临床上治疗胃病基本是泻心法和补心法，代号"凉胃茶"。

江厚万：经方开发给病人方便。这样，中医的方子可以定下来开，不会随便加减。把半夏泻心汤制成丸剂，我观察有80%效果。虚寒性者，则用良附丸合附子理中汤。

黄老师：虚寒性胃病往往是寒热夹杂，只是寒多点，虚多点，实少点，热小点，我的经验是用四逆汤加少量三黄泻心汤，效果不错，黄连2g，大黄3～5g，黄芩6g，再加附子、干姜、甘草。消化道疾病在中国高发。

何运强：运用半夏泻心汤要注意体质。本方是治疗胃炎专方，临床用于治疗痞证。我一般是根据黄老师经验：体质强健，有饮酒，舌质红，苔黄，用此方效好。如舌淡体瘦，面色苍白不可用，我发现黄连用到6g时，有些病人感觉不太好，我一般用3g。痞证虚寒表现：脘腹胀满，畏寒喜暖，可用枳术汤合四逆汤，治疗虚寒痞满。对于寒热错杂的，脘腹胀满，口干口苦，中等体质，面色偏暗，我一般选择柴胡桂枝干姜汤。它温药多一些，适用寒证多、热证少的痞证。我用得比较多的就是半夏泻心汤、枳术汤、柴胡桂枝干姜汤。我有一个反面教训是：有一个HP感染的胃炎，舌苔不黄，舌质不红，用半夏泻心汤，病人吃了后疼痛，胀满更加厉害。

柴程芝：非常感谢黄煌老师，康弘药业，南京传统中医门诊部，和我们经方团队的成员。下面我把我临床上体会比较深的医案和大家交流。有两个是痛经的医案。2006年年底，有一个学生，痤疮满脸都是，心想黄老师用葛根汤治疗这种类型痤疮效果很好，这女孩是麻黄体质，就给用了葛根汤两个星期。月经来了，她本来有严重的痛经，自初潮以来一直痛，常吃芬必得，这次没吃但也不痛了。后来我经过反复的试验，发现麻黄体质用这个方子痛经能改善。一些桂枝体质的，皮肤白的，比较瘦弱的，也想试试这个方子，一开始不敢加麻黄，但也有效果。偶然在查文献的时候，发现东北有一个老中医，说葛根治疗痛经效果非常好，任何证型加葛根效果都好，但量要大。山西有一个中医也报道了桂枝加葛根汤治疗痛经多少例，说有效率100%。一般是在月经周期之前7天开始用，最多三个周期，就可以完全好。如果三个周期不好，可能是用得不太准。我亲戚家小孩，一痛经就痤疮，用葛根汤后就好了。又介绍给同学用，很多同学也好了。葛根我最多用到40g。

曾做实验，当归芍药散对特发性水肿效果好，可以重复。对于脸肿肿的，体瘦的人可以用。体质偏弱，月经周期不准，忽前忽后，有偏头痛病史，带下像水一样，手脚有发麻的感觉，可以用当归芍药散。

黄老师：最近我治疗一个60岁女性，胆汁反流性胃炎，始用大柴胡汤，病人诉服后不舒服。后来发现病人瘦了很多，皮肤发黄，没有当年滋润，遂用温经汤，很快体重回升，脸色滋润。由此发现，对于五六十岁妇女，昔肥今瘦，本来滋润现在枯黄，无论是胃不舒服，还是腹泻，还是失眠，还是这里痛那里痛，都用温经汤。这是温经汤体质。

葛根治疗痛经，葛根可解肌，治项背强，现在延伸到腹痛，那么其他腹腔平滑肌，肠道能不能用？这是一个很好的课题。

李淑萍：不管胖瘦，月经来肚子觉得凉，有点痛，会腹泻的，甚至恶心呕吐的，我都用温经汤。一般经前开始用或月经来时用，效果都很好。偏热的则丹皮、麦冬、赤芍量大些，偏凉者就用原方。

黄老师：温经汤是女性的抗衰老方，金匮肾气丸是中老年男性的抗衰老方。大塚敬节用八味丸用得非常好。老年人肾功能、性机能下降，脑动脉硬化及高血压等都可以用肾气丸。用时要看小肚子，关元下面，小肚子板滞、硬、冷。还有一种，就是小肚子软软的，肚子上面大，下面小，小便无力，性功能下降。在体质方面，胖瘦如何，体貌如何，还需要把握。

某医生：金匮肾气丸作为男性的保健药，我用于肾结石，小便清的、多的、腰酸背痛的。

任玉玺（andy）：我研究最多的就是葛根素促进记忆，黄老师介绍葛根汤用来提神。根据我们的观察结果，用了200只老鼠，都证实了葛根素促进学习记忆能力，减少大脑细胞的凋亡。下一步研究葛根汤能不能促进学习记忆能力，估计效果更好。

我引用两句话，一是王付老师说的："大家如果真正想做一个好中医，一定要学好经方。"二是陈瑞春老师的话："现在很多中医院校的毕业生找不到工作，没饭吃，我们要比别人吃得还好，中医怎么能捧着金碗找不到饭吃呢？经方就是我们的金碗！"

主题之四

思考经方

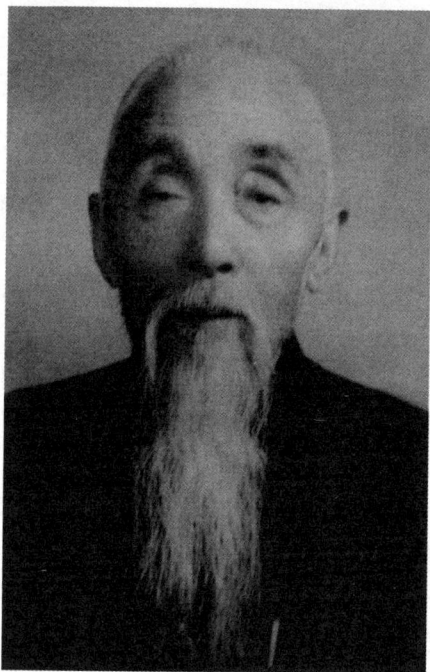

　　用药丝丝入扣，不是多而杂。用药杂乱，是初涉临床者的通病……我年轻时用药也杂，后来我临叶天士医案，才发现他的用药真乃巧呀。古人说"博涉知病，多诊识脉，屡用达药"，说到达药，当然还是要向仲景先生学习，他是深知药物利弊的。不识药，对它的利弊拿不准，用一味不行，那就多用几味，想不杂乱都不成了。

——蒲辅周

方证辨证中怎样抓主症

loushaokun

2009 – 01 – 28

先讲我在上世纪 70 年代治疗成功的一个病例。

当时，我在温州市郊滨临瓯江的一个小镇当一名小学民办教师。因为业余时间替小镇及周围村里的人治病、针灸，所以在当地颇有一点名气。一天（1975 年 7 月 4 日）下午，状二大队卫生医疗室的一个女医生带她父亲来看病，她父亲的名字叫泮德法，当时 51 岁，是一个很聪明、很能干的农民，在生产队当队长。他患的病是右肩痛。他的家境在当地还算富裕，所以发病后一直在积极地医治，大医院的骨伤科和民间的郎中都一致诊为肩周炎，民间叫这病为"五十肩"。中医辨证是痹证，一般认为是痰瘀湿热凝滞经络。患病一年来膏丹丸散、按摩针灸、刺血拔罐都一一试过，不但无效，反添更多的病痛，劳动力几乎丧失，近几个月为队里放牛。当时的症状是：右肩疼痛，活动不利，不能抬手，不能负重，夜间痛得不能安睡。仔细诊查发现右臂肌肉萎缩，对疼痛异常敏感，并伴有头重、口苦、纳呆、尿黄、便秘、脉涩、舌暗红苔黄黏等痰瘀湿热凝滞证候。翻阅历次诊疗纪录，从诊断到方药均合中医理法，然而医治无效，大家都认为是疑难病症。

当时我就面临怎样抓主症的问题，我要患者平卧，通过腹诊发现心下压痛，发现左小腹急结压痛，重压之疼痛向左腹股沟发散。这样就知道了是小陷胸汤证合桃仁承气汤证，这两个方的功效，一为清痰热，一为祛瘀血，也符合理法辨证。于是就投此二方的合剂。三剂后，病人满面笑容来复诊，说服药后排出很多瘀浊秽臭的大便。他说为了看清排泄物的性质，他特地跑到清水坑上大便。他看到排出的都大片地浮悬在水面上。排便以后一身轻松，手举高了许多，虽然手臂还痛，活动也还不利，但他看到了治愈的希望。复诊时，腹证变轻了，我把原方分量减半再服五剂，腹证消失了。后以针灸、中药治疗一个月而痊愈。

在对泮德法的诊治过程中，他对我讲了许多话，有些话对我有很深的感触，所以事隔三十多年了，一想到他，当时的情景就历历在目。

他说他一辈子没有大病，这次算是大病一场了。开始看西医，查来查去查不出什么东西来，医生说是肩周炎，一年半载好不了，所以对西医就失望了。后来看中医，医生认为是气血阻滞，他认为很有道理，但服了几百帖中药，刺了针，放了血，拔了罐，病痛反而越来越重，渐渐地也失望了。但服了你开的中药，效果就完全不一样，现在又很相信中医了。

他说打第一天开始就感到病会有治愈的希望，因为我给他腹诊时有一段争论。他说自己的病就在右肩，不要平卧检查腹部，我告诉他中医自古以来就施行腹诊，对慢性病来说，腹诊比脉诊更重要，腹诊比较客观，又容易掌握。他听了以后才配合腹诊，腹诊时当我在心下及左少腹发现指标时，他当时就大声呼叫起来了，他说他的病有希望了。我问他为什么这样说，他说看了一年多的病，没有一个医生发现他腹部有两个地方有压痛，而今天被你发现了，所以一定会有治愈的可能了。

当他将痊愈时，有一次问我，为什么其他中医不学腹诊？他非常兴奋地告诉我，他想动员家中的子女学中医，问我带不带徒弟。我告诉他，我自己还在摸索中，有什么资格带学生。他鼓励我说，你会成功的。

五年后，我已经在市内医院工作。一个星期天下乡，当我从桥上经过时，听见有人喊我。我仔细一看，原来是泮德法从河上的小船中叫我，他把右肩高高举起，有力地晃来晃去向我致意。

中医在方证辨证中运用腹诊法极为重要。腹诊一法肇始于《内经》《难经》，并在《伤寒论》中得到长足地发展，日本医家汤本求真高度评价腹诊法，云："腹者，生之本也，故百病以此为根，是以诊病必须候腹。"大塚敬节、矢数道明、桑木崇秀、寺师睦宗对此均有论述。

此患者心窝部之剑突下有压痛，心下部有痞塞感这是小陷胸汤的腹证；少腹压之急结疼痛并延及左腹股沟，这是典型的桃核承气汤腹证。可见日本汉方家吉益东洞所教诲的"腹证不详，不可处方"的确为得道之言。

黄煌 2009 - 01 - 29

患者可能是大黄体质。对于体质壮实、大便不通、腹部按之硬满或少腹急结的肩颈痛，大柴胡汤加黄连、葛根芩连汤加大黄、葛根汤合三黄泻心汤，或者如本案的桃核承气汤加味等都有可能治愈。

关节痛不一定就是风寒湿，热痹很多。有时我用黄连解毒汤合麻黄附子细辛汤治疗，止痛效果明显。

袁建国 2009 - 01 - 29

以桃核承气汤治疗肩痛确是一种很好的思路，经方名医赵明锐老先生就有这经验，说："本人早年开始临床工作时，对此病一直是遵循着古人的一般治则治疗，对少部分患者间有获效者，但大部分效果总是不十分明显……以后一直在通经祛瘀方中寻求……桃核承气汤既能攻瘀导滞通络，并兼攻邪热，所以用之效果非常理想，于是以后凡遇此病，即以此汤投之，大部分患者在短时间内能够治愈。疗效既速，价格又廉，应当广泛应用。"

罗本逊　2009 - 01 - 29

娄先生这则医案是说明桃核承气汤的　我看台湾的那位周建木医师也有类似的医案，大家可以参考。我个人的意见是还是要结合身体的整体情况来看，不宜单独以左下腹压痛就作为桃核承气汤的指征。因为日本人也发现很多正常人也有左下腹压痛，我们认准一个证一定要反过来推敲，既然是瘀血证，就应该有诱因，有瘀血的一些表现，如果都比较全了，你的方子肯定效果就会好，不然的话就是碰运气了。

袁建国　2009 - 01 - 29

娄先生并不是仅以左下腹压痛就作为桃核承气汤的指征的，他是在肩痛这种病的情况下具备这种腹证而应用的，并取得很好的疗效，绝非碰运气的。其实，瘀血证有时在舌脉等等不一定表现得很典型，曾经有人观察外伤后有瘀血的病人，而他的舌、脉象并没有表现得很清楚，这时往往用逐瘀剂会收到疗效。

感性的具体和思维的具体——经验的方和方证

loushaokun

2009 – 01 – 28

中医学从经验知识的积累开始，经过以探求医道为核心的医经创作阶段，最后，张仲景在《伤寒杂病论》中建立了一个在三阴三阳理论指导下的方证、药证辨证的临床诊疗系统。

对第一阶段的经验累积，在《五十二病方》中可以明显地看到，它采用了对同一种疾病一一罗列不同治疗方法的编排方式，甚至一症有罗列二十余种治法者，使我们可以很清楚地看出这是一法一法"累加"，最后汇编在一起的结果。这就证明了：最初的"经方"类医书是经验累积的结果。

中医学发展的第二阶段，是进行科学抽象、探求医道的阶段。这个阶段的代表性著作是《扁鹊内经》《黄帝内经》和《白氏内经》。

第三阶段是在东汉末年，中医学却实现了其发展史上最大的飞跃——张仲景完成了其不朽的著作《伤寒杂病论》。这是一部什么性质的著作呢？

陆渊雷《伤寒论今释》说："统观仲景书，但教人某证用某方，论中有桂枝证柴胡证之名，可知意在治疗，不尚理论。"可见仲景是经方家，和《内经》是医经家言的诊治方法师承各别，使方证由感性的具体，通过科学的抽象，最后上升为思维的具体。正像李伯聪所总结的："辩证逻辑告诉我们，具体——抽象——具体，是带有普遍性的认识过程和认识规律。其中第一个具体是感性的具体，第二个具体是思维的具体，二者在形式上是相似的，在本质上则是不同的。人的认识从感性具体开始，进而达到理论性、抽象性的认识。由理论性、抽象性的认识继续前进，就会达到一个更高的认识阶段，即思维具体的阶段。"

方证辨证是诊治的最高形式，这一点我们一定要正视，不下苦功夫是难以驾驭它的。用"方证同条，比类相附"的方法研究《伤寒论》的唐代名医孙思邈也难以理解方证辨证的玄机所在。他说《伤寒论》"特有神功，寻思旨趣，莫测其致"。

袁建国 2009 – 01 – 28

loushaokun 他是真正的经方家，一生研读《伤寒论》，教授《伤寒论》，并精通汉方医学，每参腹诊，临证运用经方善治疑难大症，屡起沉疴，令人叹服。

方证辨证和病因学说

loushaokun

2009 – 02 – 19

先讲一个真实的医林故事，用以说明方证辨证和病因辨证的关系。

1943 年万友生初学医时，其母发热，大概是肠伤寒。万友生请一名医诊治，诊断为湿温，给她服用清热化湿的方药，病势日趋严重，神衰力疲，少气懒言，不思饮食，舌上白苔久久不化。一日，万母脉数，每分钟达 120 次，万友生提出用人参，但名医肯定地说："湿温病无补法。"万母仅在原方中减去苦寒药。第二天，万母身热忽退，但四肢厥冷，蜷卧欲寐，少阴危象毕露，名医才用四逆汤加人参救急。万母不及服药而亡，万抱恨终生。

这个病案告诉我们，将"病因"视为决定性的条件是不可靠的，即使是名医也会犯错。临床上方证、药证朴素无华，虽初学者也能把握。

陆广莘老师认为："《内经》'百病之生也，皆生于风寒暑湿燥火'是中医学初期'病因决定论'的阶段，和其相应的治疗原则是'寒者热之，热者寒之'等，把压制对抗疗法当做常规。这种疗法临床证明疗效不好，往往'旧病未去，新病复起'。即使暂时治愈，复发率也很高。中医从失败中认识到，光是注重外因致病是片面的，一定要寻找机体内部的抗病反应。因此在诊断上强调'谨守病机，各司所属'。"仲景从临床疗效出发，以六经辨证为纲，将"病因"冷处理，注重方证相合，建立了方证辨证的初步体系。温病学说是发展与补充了仲景的体系，但在以"病因"来定"病名"方面，给后世留下遗憾，如"春温"、"冬温"、"暑温"、"湿温"等等病名，使人们对疾病的诊治，不是更加清晰，而是更加模糊。叶天士的"席氏治验"就不说了。

但我们也不能由此而走向另一个极端，像日本古方派一样，主张"方证主义"。对他们的方证辨证来说，有否感受外邪，有否存在外来"病因"是一个无须解决的问题。

我认为病因反映了疾病的基本矛盾，而方证所反映的是人在"健病之变"（陆广莘语）过程中的主要矛盾。方证辨证以方证为主要目标，也要顾及病因因素。

我曾医治过这样一个病人，他全身肢节疼痛，下肢关节红肿热痛，苔黄腻，脉数、口苦、口干、饮冷、尿黄，一派湿热之象，属苍术白虎汤方证，但投方无效，反增痛苦。仔细询问方知病痛是因为淋冷雨而起的，寒湿的病因隐蔽在深处，左右着病机的发展。于是改投五积散，5剂有显效，再10剂而痊。此案从另一角度告诉我们，方证辨证也不是万能的。也许，正是这个原因，万友生这个终生研究经方的人，到了晚年反而转向时方的研究，刘渡舟晚年也主张经方时方合轨。其中的甘苦，如鱼饮水，只有他们自己内心知道。

综上所述，我认为一般情况下审症求因是方证辨证中的充分条件而不是必要条件。但是也不排除特殊情况下，病因在辨证过程中所起的主导作用。

loushaokun 2009 – 02 – 21

中医的病因学说对中医的辨证的消极影响值得我们重视。

所谓病因，也仅仅是"因病始知病源之理"，就是后世倡导的"审证以求因"。它是以机体内部反应的性质逆推，是反应结果决定着对刺激因素性质寻找着具体的致病因素的判断。然而古往今来的医者的内心，冥冥中总还在寻找着具体的致病因素，到了明清时期达到高峰。关于寒邪温邪之争，从皮毛入还是从口鼻入，新感还是伏邪，伏在什么地方，以及以季节主气命名，都是过分强调了人与环境相互作用中的环境因素、气候因素、致病因素。中医学的现实生命力和理论价值不在于对环境因素、气候因素、致病因素的如何把握，而恰恰在于极端重视和紧紧抓住人与环境相互作用中健康和疾宿互相转化过程中人的抗病系统的反应。

gugu 2009 – 10 – 31

病因皆是主观判断，将主观臆断作为依据，丢弃对客观的人与病的深入把握，此等辨证不足取信。

芭窗夜雨 2009 – 10 – 31

补充一个故事，秋燥时节曾用肉桂，因为有桂枝证。或者说，同是一种流感病毒感染，但有麻黄剂、柴胡剂、石膏剂等应用，还是人不同。不过，寒风萧瑟，对麻黄的应用还是有启发意义的，这是麻黄的季节性，但也不能代替麻黄证。

答客问——"吾道东矣"又东来

loushaokun

2009 – 04 – 11

有客问，"岳美中、刘渡舟、胡希恕、黄煌，他们都是经方家，学术观点各有不同，请你谈谈黄煌、胡希恕所倡导的'方证辨证'和岳美中、刘渡舟所使用的'理法辨证'有什么差异？"

这个问题是客观存在的。在中医界，医生们公开或暗地里的争论也很多，似乎各方都有响当当的理由。根据我有限的知识，"方证辨证"强调"方证对应"胜于强调"方从法立"；强调"体质分析"胜于强调"病因病机审辨"；强调"独尊仲景"胜于强调"全面继承"；强调"参考汉方"胜于强调"综衷百家"；强调"整体治疗"胜于强调"专科治疗"；强调"分析西医疾病谱"胜于强调"研究病名"；强调"腹证腹诊"胜于强调"脉证脉诊"；强调"药方法理"胜于强调"理法方药"。"方证辨证"这些理念都是与传统主流医学有抵牾的。我认为，岳美中、刘渡舟所使用的"理法辨证"代表着整个中国医学的常规，是目前中医界的主流，适应于中医理论扎实、并欲先理论后临床者，是一条培养中医学者的道路。而黄煌、胡希恕所倡导的"方证辨证"，目前还处于摸索、发轫阶段，因为辨证系统还不完善，不能统揽大局，只能"但求其真，不求其全"（黄煌语）。但"方证辨证"的方法已经在实践中呈现了强大的生命力，具有无限的发展空间，是一条临床中医师快捷明达的成才之路，黄煌的学说已经成为青年中医进入经方之门真实不虚的指路明灯。特别是黄煌先生的思考，具有时下思潮不可替代的意义。他的书我时时翻阅，一次次地体验到阅读的欢愉。我内心体味到中国古代中医史上那些让我们安慰、给我们营养的事，也出现在我们身边。我愿意向黄煌先生这个人和他的医学成果表达一个临床中医师的敬意。70年前章太炎先生所悲痛叹息的"吾道东矣"的景况将成为历史，黄煌先生、胡希恕先生所倡导的"方证辨证"，将使仲景之魂，如紫气东来。

神农派 2009 – 04 – 11

loushaokun兄的几个强调正是我几年来自学摸索实践的感悟，这也是我愿意高举黄师的旗帜宣传推广经方的原因。

黄煌　2009 –04 –11

　　谢谢娄绍昆先生、神农派医师的鼓励！我坚信经方惠民，方证普世；坚信经方不朽，大道永恒！

黑白丑　2009 –04 –11

　　楼主道尽小弟欲道之言，真是痛快。小弟现只认准黄师的指导，获益匪浅。再接再厉，大家一起加油！

jszyxby　2009 –04 –11

　　楼主所言真是让人荡气回肠，好一句如紫气东来！

何运强　2009 –04 –12

　　经方的春天来了！

关于此次"流感"的一点思考

芭窗夜雨

2009－11－08

1. 为何流感"第二波"在秋燥以后？

当代人的群体体质为热性体质，回顾明清大疫，多以大剂石膏收功。

为何流感"第二波"在秋燥以后，而非 7 月份？这一点中医理论"秋燥犯金"形象地讲述了这个道理。

经过一个夏季的高温炙烤，人体体液蒸发，到秋燥时节，自然界已驱使人群形成一个"燥热"的内环境，此时遇上流感病毒的侵扰，两热相抵，人体内环境的缓冲余地很窄（即抗病机制大为减弱），必然导致群体性大规模发病。

回顾 7 月份流感"第一波"时的感冒病人舌苔多润边有齿痕，当时对此次流感的认识是"温和"；到了 11 月份专家修正这个流感病毒是"不温和"的，感冒病人的舌苔已转化为红而口燥。

其实温和与否，病毒还是那个病毒，关键还是秋燥时节，人体对这种"温性病毒"的抗病能力大为减弱，这是本质。

这一现象也体现出中医学"以人为本"、"正气存内，邪不可干"思想的科学性。

2. 儿童清感 2 号方的"经方补丁"。

"儿童清感 2 号方"药物组成：炙麻黄 3g，杏仁 6g，生石膏（先煎）15g，知母 6g，金银花 10g，牛蒡子 6g，浙贝母 6g，黄芩 9g，芦根 15g，青蒿 10g，生甘草 3g（北京市中医管理局防治儿童甲型 H1N1 流感中医药方案）。

小儿热性感冒最常见的体质划分为柴胡体质、麻黄体质。

儿童清感 2 号方适于"火麻黄"体质者。对于平素肤白、多汗、唇红患儿适用于柴胡、连翘、石膏剂，不要用麻黄。

对于适用麻黄的患儿要用生麻黄，据笔者所知，在南方这样的小儿用生麻黄 6～9g 是安全的。

儿童清感 2 号方是经方与经方、经方与时方的合方产物，笔者不主张经方与时方合方。如果从经方角度解析此方，可用柴胡四味（柴胡 40g，黄芩 15g，甘草 10g，连翘 50g）与麻杏石甘汤合方，石膏 30g 以上，与清感 2 号方的区别在于药物少，剂量大，靶点作用强。后世方中的九味羌活汤也基本可归此证型。

非"火麻黄"体质者可选用柴胡四味，或再加大剂石膏。感冒初期用大剂石膏，知母不用也罢，除非白虎汤证。

柴朴汤、大柴胡汤、大柴朴汤，也可再加石膏。石膏是呼吸系统疾病退热、抗过敏的要药，效果不凡。

除了柴胡四味，柴朴汤、大柴胡汤、大柴朴汤亦可与麻杏石甘汤合方应用。

尽管说了这些，儿童清感2号方在临床上是有实效的，它开拓了此次流感治疗中的中医阵地。本文只是此方应用的"补丁"，供大家自由下载并修正。

3. 广州的流感"第二波"在明年3月吗？

近几日有关媒体报料出广州流感"第二波"在明年3月。笔者不知此种推论理由何在？

广州地处岭南，冬季来临较北方地区迟2个月，这是气候特点。但据笔者所知，11月下旬到12月上旬有一次感冒高峰期，其特点与第2年3月间的感冒特点相似。借鉴此次北京流感"第二波"的流行时间，笔者以为大战在即！而且近期感冒（发热、腹泻）患儿呈现直线上升趋势，是否"第二波"在明年3月，让我们拭目以待！

4. 多管齐下，回归"经方"主阵地。

在我国流感的防治问题上有诸多特殊性：幅员辽阔、人口众多、经济发展不平衡、官僚主义作风、西医医疗相对不足、中医临床缺乏、经方应用缺失……种种因素导致防治工作的难度。

超离疫苗、达菲视野之外，应该更现实地看到经方应用的前景，从以上种种特殊性评价，它更适合我国国情。

或者说，在我国，流感抗击的主战场在经方，重症病例需要西医介入，特殊人群的预防需要疫苗。

但笔者有自知之明，这个声音是不和谐的，有人看了会耻笑的。

耻笑也罢！笔者也愿立字为据，公元2009年有人这样想，让历史笑看未来吧！

wuxuanx 2009－11－08

我觉得柴胡四味（柴胡40g，黄芩15g，甘草10g，连翘50g）是个好方子，有机会我来用用，有效果就在沙龙上报！

神农派 2009 – 11 – 09

我们应该要组建一支经方快速反应部队，哪里有需要我们就出现在哪里……

青云苓 2009 – 11 – 27

此次流感主要应用经方，效果十分明显。一般用小柴胡汤、柴朴汤、大柴胡汤、大柴朴汤，亦可予麻杏石甘汤，如果发热者予白虎汤加青蒿，效果更好。临床反馈，早期应用中药是十分必要的，而且起效快，治愈快。这需要大力推广。

zyyczlsp 2009 – 11 – 28

11 月中旬起常州流感正在大规模爆发，头昏，恶心，发热，胸闷，伴咳嗽，咽痛，痰难咳，请教用方，尤其要解决患者头昏乏力感。

芭窗夜雨 2009 – 11 – 29

可选用大柴胡汤，或加石膏。常州靠近无锡，请参考青云苓经验，选用柴胡、石膏类方，麻黄体质者可合麻杏石甘汤、葛根加石膏汤。

经方治疗此次流感初期，从临床疗效来看，是可以肯定的。

一得堂主 2009 – 11 – 30

我地处长江中下游，入秋后流感每以银花连翘取效。

maixue 2009 – 11 – 30

麻杏石甘汤证出现的时间很短暂，后续就是柴胡和荆芥防风剂。

陈老夫子 2009 – 12 – 10

近期感冒用麻杏石甘汤加减效果非常好。

芭窗夜雨 2009 – 12 – 10

此次流感无疑为学习《伤寒论》提供了一次很好的实习机会。

芭窗夜雨 2009 – 12 – 11

前段时间，医院组织注射甲流疫苗，我放弃了，并非对甲流疫苗的排斥，只是想到还有更多人更需要它。

事实上，11月份我患了一次重感冒，不知是否甲流，却被整得够呛，是病人传染无疑。服用葛根加石膏汤与大柴胡汤合方一周，终于好了。此后即便每日接触大量感冒症状病人，也未有感冒发生。所以我姑且认定自己已对此次流感免疫。

对经方医生而言，在流感面前，除了休息、保持体力这些基本措施，还有什么治疗要比经方更好的呢？选择经方，是对自己生命的负责！

临床上中医经方很受群众欢迎啊，其急盼病愈之心情让人理解！

一高热3天不退的青年女性患者急切地说，我不怕中药苦，一大碗都能喝下去。给开了3剂大柴朴汤，柴胡40g，黄芩15g……嘱咐回家一剂分两次喝，患者回家一剂药煮好一次就喝了，夜间汗出，第二天烧就退了……

一10岁患儿，当地输液治疗7天，体温仍然反复在38.5℃，给开了柴朴汤与麻杏石甘汤的合方3剂，柴胡25g，黄芩10g……嘱咐家长一天一剂。家长回家，1天半喂完了3剂，第2天中午又领着患儿来了。一问已经退热了，感觉好多了，于是又开了3剂柴朴汤加连翘满意而去，才十几块钱嘛，真是不贵！这回反复嘱咐一剂药分两次喝，不要心急了……

主题之五

经方的故事

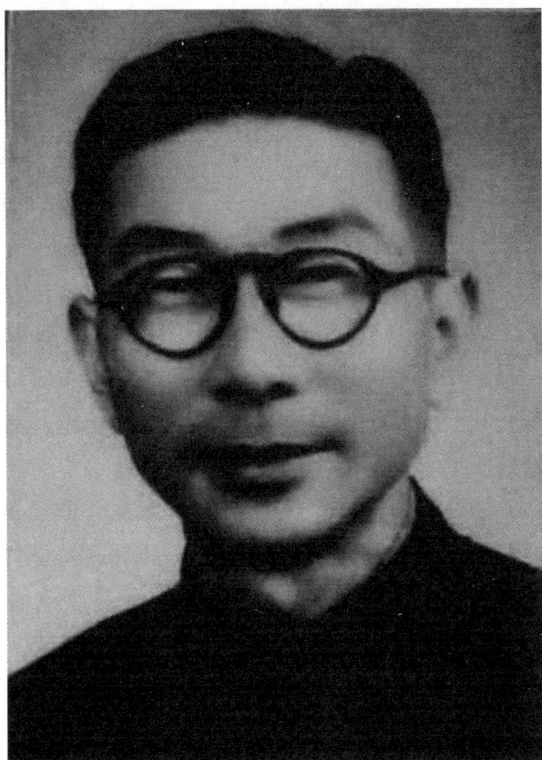

　　医道之难也，难于辨证；辨证之难也，难于验体。体质明矣，阴阳可别，虚实可分。病症之或浅或深，在脏在腑，亦可明悉，而后可以施治，此医家不易之准绳也。

　　　　　　　　　　　　　　　　　——朱莘农

两载顽热三剂愈

仆本恨人

2009 - 03 - 04

　　邻居夏某之妻，51岁。两年前因胆囊炎、胆结石行胆囊切除术，术后时发寒热，静滴抗生素一周方愈，约半月后又发寒热，血培养示布鲁菌阳性。如此循环往复近两年。近日经静滴后，寒热已而从医大附院出院回家，医生嘱如再发以看中医为好，暗示彼已技穷之意。十日前，寒热如约而至，其子约我往诊。其时彼已电请卫生院医生上门输液。病人拥被而卧，面色憔悴，云发冷已罢发热方至。抚其额甚是烫手，问之则二便如常而胸腹胀满，头晕口干，恶心不欲食，苔白腻，脉弦数。吾心中大喜，此非小柴胡汤证耶？径予原方三副。并告家属中西药不可合用，如输液则不得用汤剂，如用汤剂则不可输液。（呵呵，我要看看小柴胡汤能否担此大任，故不得已而为之。）病人即让其子电告卫生院医生，以病已见好辞之。余嘱其连夜熬汤服。三天后，母子上门复诊，云热于次日即退，精神转好，胃口亦佳，唯时有潮热，微有汗出。乃于原方加桂枝、白芍，5副。5天后诸症尽去，苔腻亦减，脉趋和缓，嘱以柴桂汤续服。

gaogefei 2009 - 03 - 04

　　初诊用小柴胡汤加石膏会不会更好？

仆本恨人 2009 - 03 - 05

　　回gaogefei：高兄言之有理，但病人苔甚腻，且干而非渴，故未用。不知道这样理解对不对。

沙丘沙 2009 - 03 - 05

　　我认为不必加石膏。惜未注明用量。

仆本恨人 2009 - 03 - 05

　　回沙丘沙：首诊柴胡用25g，二、三诊用15g。其余诸药均为常规量，且未作改动。

zure 2009 – 03 – 05

楼主的医案颇有古风。

jszyxby 2009 – 03 – 07

直接用柴桂汤会更好，无需更方。

nji5821633 2009 – 03 – 10

与我想的相去甚远，我也许会用蒿芩清胆汤。

仆本恨人 2009 – 03 – 10

蒿芩清胆汤或许也可，但蒿芩清胆汤有清热利湿之力而无益气扶正之功。该病人病程长而正气损，不扶正恐邪不得出。

jszyxby 所谓"直接用柴桂汤会更好，无需更方。"殆此之意乎？

经方中 2009 – 03 – 10

仆本恨人所言极是。正邪相争，在势均力敌的情况下，扶正祛邪是正法，只有扶正才能驱邪而不伤正。好案！

无能的力量

xsdoctor

2009 – 03 – 10

眼前的这个女孩，手冰凉，失眠，面色枯黄，她说自己常常会有想大哭一场的感觉，怎么会这样？我笑着对她说，没什么的，可能是失眠时间太长，疲劳所致……其实在我心里，何尝不知道她是因为压抑太久，不知如何释放？我如此的开导她，于我而言，内心何尝不是有着相同的感觉。

这位病人的情况实在是因为太缺乏运动了，腹部脂肪堆积松软。我对她说，你需要每天运动啊。她抬起疲倦的眼神定睛看着我，愤愤地摇摇头说，不可能，绝对不可能，我每天下班后太累了，动也不想动。病人起身，拖着疲倦的鞋子出门了，看着她离去的背影，我何尝不是好久没有运动。

这位皮肤黑黄的汉子，睁着充满血丝的眼睛，他唠叨着自己每天太累了。他是位司机，和韩国老板打交道，因为语言不通，本来很想把事情做好的，但是常常事与愿违。我知道他的疲倦来自体力与精神上，但除了开上几剂葛根汤加大黄，我又能说什么呢？

她已经是这一周第 3 次来开安定了。第 1 次来，她是职业女性着装打扮；第 2 次如果记得不错的话，似乎是日常的休闲装束；今天是第 3 次了，凌晨 1 点，她直接穿着睡衣就跑到医院来了……我想知道，这个城市每天晚上会有多少人在失眠？

那时我才刚刚来这个城市工作，她是来开请假条的。写完后，把请假条递给她。她又问了一些情况，她说自己再也不想喝酒了。我说是的，你再这样喝下去，你的胃会穿孔的。她在一家夜总会工作，每天晚上的工作就是陪形形色色的客人喝着浓度各异的酒精。我说，你换个工作做。她说，辞不掉，很多女孩子都想辞工，但被老板压住了，走不了，除非有医生的病情证明，说病得很重！但，我这个所谓的医生能拯救她吗？

急诊内科，凌晨 2 点，又一位不眠者来造访了，进门一身酒气，不用说，是刚散场从酒吧里出来的。她不是来看病的，是来聊天的，或者说寻求心理咨询吧。她在那里自顾自地聊着各种火爆刺激的话题，时不时还询问我的态度如何？我不置可否，并不作答，任由她聊下去。说着说着，她哭了起来……她终于能够把长期的压抑释放出来，我知道，哭够了，她也该回家睡觉了。

她是做设计的，近期却患上右胸胁疼痛，检查后诊断胸膜炎。她大概属于那种敏感内向的女子，传统中医的说法叫"肝气不疏"。或许是工作忙、压力大，她过于专注于工作了。我说，做设计的人，先要学会生活。只有懂得如何去生活，才会出好的作品。听到我的话，她颇有感触。其实，我哪里懂什么设计啊。

一位郊区的病人，来医院附近办事，哮喘发作了，来看病。处方开完后，递给他。病人临走前说："我从小到大看病，从没有一位医生这样关心过我。"我听了，真是诧异！我很关心他吗？自己对每位病人都是这样的，多年的职业生涯早已把我的感情磨洗得荡然无存，他居然说到我的关心。听了他的话，我不禁问了一句："其他的医生怎么不关心你？"他说，"其他的医生都不会正眼看我……"病人走了，他的话却徘徊心间，我自问，"骄傲的白衣天使啊，你该怎样来做？"

他是位垃圾工，患肩周炎多年，服黄芪桂枝五物汤、桂枝茯苓丸、四味健步汤合方治疗而好转。认识他，是因为他老伴，长期失眠来开安定。我说不妨喝点中药试试，给她开了2剂柴胡加龙骨牡蛎汤。几天后，她又专门来找我开中药。再后来，她把老伴也带来了。看着他高兴的样子，我想，他今后可以方便地收拾这个城市的垃圾了。

某日，又无端挨桂枝汤体质领导的批评，但说心里话啊，我一点儿也不生气，真的。为什么啊？如此一个活生生的桂枝汤体质的宝贝模型在我面前，任我观赏、玩味、学习，我还不知感激啊！所以，平日在桂枝汤体质领导的呵斥声中，在点头哈腰之余，我极尽察言观色之能事，留意领导一言一行一颦一笑，我对桂枝体质的识辨能力也与日俱增，业务能力随之提升。所以，感谢啊，生活！

黄煌　2009 – 03 – 11
　　当医生，不仅仅是要懂得方药的用法，更应懂得病人的心理需求。在诊所里，面对病人的时候，你会感到医学又是一种艺术，一种与人相处的艺术，一种驾驭患者心理的艺术。

体会体质辨证的快乐

wangqixian

2009 - 04 - 27

近来我经过实践，体会到体质辨证的快乐，向大家汇报。

1. 第一次使用——麻黄汤

徐经理，65 岁，男。旅游回来感冒，怕冷，嗓子不舒服，昨天下午找到我，我一眼看到他身体健康，黑色皮肤，自述无汗，我看病号的舌苔，白得厉害，见到这样的白苔你会终生难忘，脉象浮紧，难道这就是麻黄汤证？

麻黄 10g，桂枝 10g，杏仁 10g，甘草 6g。先用一副试试。

早上南湖散步遇到病号，说昨晚出了一身大汗，症状全部消除，就花了 2 元钱。这是我第一次用麻黄汤，体会到经方的神奇，在我们这里没有不知道黄煌老师的。我深刻体会到黄老师的话，靠卖药不是好中医，开出好方子才是真中医，老师话激励着我们刻苦钻研，病号传病号，越来越多。我说，黄老师不但是中国的老师，也是世界的老师，大年三十在旧金山讲学期间还给我发来短信鼓励我。我一定要把经方研究下去，造福一方百姓。

2. 提高疗效——防己黄芪汤

许女士，33 岁。身体疲劳，乳腺增生，睡眠不好，心情急躁，我先用八味解郁汤，病号说有疗效，可后期不如开始明显，我看到该女士是虚胖子——这不是黄芪防己汤体质吗？

黄芪 60g，防己 10g，白术 10g，甘草 6g，加疏肝理气和软坚散结药。病人说效果特别好，还减肥 4 斤，全身轻松舒服，睡眠也好了。我回顾黄老师的黄芪、人参的区别，正是体质辨证给了我们明路。

3. 阳热体质——黄连解毒汤

一司机教练，男，30 岁，高血压。我一眼看到满面红光，嘴里上火，马上用黄连解毒汤 5 副。病号反馈吃到 2 副的时候，脸上就不红了，这个病号全是利用体质辨证。我每天晚上都重新读黄老师的笔记，体会近期病号的用方，真是看一次有一次的收获，黄老师的书百读不厌啊！

4. 失眠痤疮——八味活血汤

葛女士，32 岁。离婚，心情不好。前额痤疮，睡眠不好，长期上夜班，经常在电脑上度日。皮肤黑，两手心和腋窝处有汗，怕冷，颈椎不好。开始我用葛根汤和桂枝茯苓丸，前3副药有效果。后改柴胡加龙骨牡蛎汤和酸枣仁汤，效果不佳。仔细询问病人，说睡眠好痤疮就轻，因此我用归脾汤和黄老师的八味活血汤，病号反馈效果很好。

神农派　2009－04－27

我现在见到患者都要先确定出基本的体质状况，再结合症状进行开方，不仅安全而且见效快。

道医学子　2009－04－27

能让学生出疗效的老师，就是好老师。黄老师功德无量！

中和　2009－04－28

活生生的教材！

正气液　2009－05－16

黄师写体质辨证的是哪一本书？

黄煌　2009－05－16

没有专论体质的书，其内容在《中医十大类方》《张仲景50味药证》《经方的魅力》，以及《黄煌经方沙龙》中。

医学生　2009－05－18

通过几年临床实践，体会到体质辨证能使自己迅速对患者有一个基本的了解（包括性格、兴趣等），而这些了解又帮助了你如何处方用药。现在，随着医学模式的转变，体质辨证适应了这一转变。举个很简单的例子，比如半夏厚朴汤证的病人，你适当地给予一定的暗示，可以加强药物的治疗效果。

自强不息的经方故事

自 强 不 息

2009 – 06 – 15

一、黄师治疗年轻人前列腺炎 例

一年轻人，毕业后在外地工作，寂寞难耐而手淫过度，体检说"前列腺炎，轻度增大"，当时把他吓得半死。症状么，问了半天也只有尿频，其余疼痛、滴白之类都无，舌象干净。他去黄煌老师这里看了两次病，黄师初用除烦汤不效，二诊改用温胆汤合栀子厚朴汤后，诉效佳。

看到方子我百思不得其解，为何想到用温胆汤呢？

黄师回答：一除烦，一解疑。他心气不躁，便是多虑生痰。

我问，可是舌象很干净，在传统辨证上不支持有痰啊？

黄师答：从他的眼神可以看出他的疑虑很重。

啊！我心里直呼佩服，怪不得每次交谈时，我总觉得他的眼神怪怪的，原来这是一种漂浮不定的感觉，是对当下对未来没有坚定信念的犹豫。这眼神不像和黄老师、思玥姐姐、玉米等交谈时，能看到对方清净透彻的内心，看到那种发自肺腑的坦诚和对事业的热爱和坚贞。我只是觉得"怪怪的"，但黄老师却能一眼看出对方心思，这跟丰富的阅历也是分不开的。

黄师又说，望诊是中医四诊之首，望神是望诊之首，而望眼神又是望神之首。此技颇难言传，只有意会可得。

我说，我曾拟解郁汤与之，但此病人回杭州就知道到处请客吃饭，一直未曾服用。不得已以影响生育恐吓之，他才下定决心来您处就诊。

黄师大笑：他不禁吓，果然是温胆汤体质。

二、痛经一例

上次碰到一个好朋友，也是爱好中医的知音，她告诉我说"从 2008 年 10 月开始她已经不痛经啦！"我很高兴，想起当时治疗期间曾经以为自己已经技穷，但是从长远来看，效果值得肯定。循证医学真不是一件轻松的活。

记得是 2008 年 3 月，她说人比较疲倦，想吃点中药调理。那时正是暮春，天气已经挺温暖了，但是她的嘴唇却干得起皮，口不渴。那时我正在研究黄老师 2007 年的病案，忽然心中一动，问：皮肤干裂否？是否涂油亦乏效？痛经否？血块多否？回答皆然。再按脉，左细滑，右略弦。舌黯有瘀斑，苔薄白腻。她问是否可以用补中益气或者归脾汤？我跟她说，按我的看法，右关有力，非补中益气汤证；舌象如此，非归脾汤证。拟用温经汤，月经期服用：

吴茱萸 6g，党参 15g，麦冬 20g，炙甘草 6g，制半夏 10g，桂枝 12g，当归 12g，赤白芍各 12g，丹皮 10g，川芎 10g，干姜 6g，红枣 20g，7 副。

当时有个顾虑，老一辈的都说月经期不能吃阿胶的，怕迁延不净，第一次这张方子就没放。徐师回答说，阿胶不必去，方中有芎、归、桂等辛温走窜之品，不必担心阿胶之滋腻。

药后反馈：此次经行顺畅，不痛，血块变小、减少，色红。疲乏仍有，唇口干裂略好转。

二诊：上方干姜增至 10g，加阿胶 12g（烊化）。这位朋友对中医真的是很信任，尽管是代煎的中药，她还买来黄酒，把阿胶浸泡一天一夜，然后用电饭锅蒸化后，分次冲服到药汁里。4 月 27 日经行准，顺畅，不痛。唇干、疲乏均好转。但翌日被强灌冰啤一杯，又痛。

三诊：5 月 30 日经行，第一天仍痛。考虑是否该换用黄元御治经行腹痛之方（桂枝、茯苓、赤白芍、丹参、丹皮、干姜、炙甘草、制首乌），嘱其每月行经时自服 5 副。7 月 5 日经行，未痛。

7 月下旬我实习开始，和她的联系也少了。这次她回忆说，8 月、9 月还有痛过，但比以前已减轻。从 10 月起未再服药，至今（2009 年 4 月）未再痛过，周期亦准，一般推迟 3～4 天。

三、支架术后的叹气病人

某男，79 岁。因"反复胸闷 3 月，再发 1 天"入院。患者 3 月前在无明显诱因下出现心前区压榨样痛，含服速效救心丸后约 30 分钟缓解，程度较重，伴有出汗，无放射痛，无气急，无头痛头晕，无晕厥黑矇，无心悸。上述情况反复发作 3 次，均在夜间，在萧山市中医院诊断为"冠心病"，之后于 2008 年 12 月 15 日在我院住院，冠脉 CTA 示：LAD 全程弥漫性病变，近中段 80% ×10mm 狭窄，LCX 远段 60% ×10mm 狭窄，双右冠 A、右冠近中段 75% ×22mm 狭窄。在 LAD、RCA 各植入支架一枚，术后予阿司匹林、波立维、立普妥、卡维地络等口服。术后第二天下午曾突发快速性房颤，心悸胸闷，予可达龙复律后未再发，于 2009 年 1 月 12 日出院。三天后因为患者参加联谊会，回家途中想起家中煤气没关，快步奔回家中。第二天也就是 1 月 16 日凌晨 4 点左右，又突发胸闷、胸痛，穿衣、行走等活动即感胸闷，休息 10 分钟后缓解，白天这种情况又发生了 2～3 次。于是患者又入住我院。

既往史：有高血压 10 余年，最高 180/100mmHg，现在服用安博诺 150mg，Qd；波依定 5mg，Q12h；卡维地络 12.5mg，Qd，控制可。无糖尿病病史。有吸烟史。

每天早上我给他量血压的时候，都注意到患者常常用力吸一口气，然后再重重地吐出来。他说，经常感觉胸中气闷，需要稍微扩胸或者叹气后才觉得舒服，晚上这种情况更多。有时候会在睡眠时憋醒，因此睡眠不好，常凌晨三四点醒后就难以再入睡，睡前都需服用 2 粒安定。就在我每天早上量血压、询问病情的几分钟里，他需要叹 2～3 口大气。不过他的胃口、二便都很正常，因为吸烟有时会有点咳嗽、咳声带痰。

这名患者前一次住院时曾服用过一位医生的中药，那位医生是出生于一个很有名望的世家之中，当时认为患者年高，右尺脉浮，是肾阴虚，胸闷也是肾虚不纳气的表现。因此给予了六味地黄汤加肉桂、沉香等补肾纳气之品，患者吃了 6 副，感觉没有特别改善，也没有特别不舒服，除了大便较烂，后来就出院了。

这次入院时，患者的症状和上次差不多，心下有凉感，舌质淡红略有薄黄苔，左脉弦细弱，右脉整个都是偏浮的，浮弦，和上次也差不多。上次我本来认为是气滞，想用四逆散之类，但那位医生很肯定地判断为肾不纳气。况且这个理论又确实是有案例依据的，和我的判断完全相反，我也没敢说什么。患者服用六味地黄汤没有大的改善，是辨证不准，还是需要长期服药才有效？带着疑惑我询问了黄老师的高徒薛蓓云医生，她的见解和我一样，认为是气滞，建议用八味解郁汤。这次趁那位医生没有上班，1 月 17 日我给他开了八味解郁汤合栀子豉汤：

柴胡 10g，赤芍 10g，白芍 10g，枳壳 10g，制半夏 6g，川朴 6g，茯苓 15g，苏梗 10g，淡豆豉 9g，生山栀 9g，陈皮 9g，炙甘草 6g，红花 6g，红枣 10g，干姜 5g。

三副后，患者说睡眠较好，能够睡到六点多护士来发药时才醒来，已经将安定减为 1 粒，有时还有叹气。看来这个患者虚虚实实都有，单纯的疏肝理气或者补气都不行，又加了黄芪 15g，桂枝 6g，就是合上了黄芪桂枝五物汤来通心脉。

1 月 23 日，患者请假回家过年，要求带药。这个时候患者已经基本上不叹气了，他自己也说有明显的好转。这名患者为小学校长，做事谨慎，对症状描述得非常详细，所以我感觉用柴胡剂应该是没错的。聊天时，患者无意间提到自打生了冠心病后，觉得胆子比以前小了。考虑到他已经在吃较多的抗血小板的西药，就给他的药里减少了活血的赤芍、红花，加了竹茹9g，合成温胆汤的意思，治疗他的心胆气虚。

1月30日，患者高高兴兴地回来了，他说年过得很好，就是走路时间长了腿脚有点酸。又加了枸杞子25g，黄芪增加到30g。

2月5日患者出院，带了七副中药回去继续服用。我衷心希望他以后在门诊就能够稳定住病情，不要再次入院或者再装支架。

（此篇模仿矢数道明先生的笔法，啰唆了一点。）

四、外科会诊病例

1. 洪某，女，43岁，血液科转入外科拟切脾患者，因出现黄疸而先退黄处理。诊断：再障？骨髓增生异常综合征（MDS）？特发性血小板减少性紫癜（ITP）？药物性肝炎？刻诊：激素面容，面色黑红，目睛黄染，结膜出血，皮肤瘀斑多而甲错、黄染，下肢尤甚，纳便可（激素的假象）。舌暗淡边有瘀斑，苔白厚腻，脉浮（此非表证，是激素所致），重按无力。血常规检查：血三系低（其中白细胞和血红蛋白因服用激素大致正常），生化检查：总胆红素42.9μmol/L，直接胆红素30μmol/L。西药除甲强龙外，只给予易必生护肝，思美泰和优思弗未使用。

第一感觉是头大：又是血液病患者，又是长期服用激素干扰体质的……我翻了一下她在血液科吃过的中药，基本上都是十全大补汤加减，大概楼上的医生们还是认为她是气血两虚吧！但是从四诊来看，还是阴黄和瘀血为主，用茵陈五苓散合桂枝茯苓丸：

茵陈20g，猪苓12g，泽泻30g，苍术12g，茯苓15g，桂枝9g，丹皮10g，桃仁10g，赤白芍各12g，陈皮10g，丹参15g，3副。

2副后黄疸即退，结膜出血也消退了。因为对她的整体把握不大，我没有继续用药。又过了两三天，患者发热，热度在38℃～39℃波动，自诉年轻时曾有风湿热病史，检查风湿因子阳性。精神萎靡，倦怠乏力，闭目懒言，是不是可以用麻黄附子细辛汤？没来得及用药，外科脾也不切了，忙不迭地把这个宝贝送还给血液科了。

2. 徐某，中年女性，腹腔镜胆囊切除术后2天，大便未解，要求吃中药。口苦口干，饮水不多，睡时有头汗出，素有习惯性便秘。舌淡胖有齿痕，苔薄白，舌下静脉迂曲明显。拟大柴胡汤合归芍散化裁：

柴胡12g，黄芩10g，制半夏6g，枳壳12g，赤白芍各30g，生大黄10g，当归10g，生白术10g，泽泻15g，3副。

服2副后矢气频作，自觉腹微胀，晚上大便解出，尽剂出院。

3. 毛某，女，中年女性。腹腔镜胆囊切除术后2天，发热、大便未解，要求吃中药。手术切口微微疼痛，夜热早凉，体温在 37.3℃ ~ 38.1℃ 之间波动，发热时有发冷，肩背抽掣酸痛，腰酸，口干欲饮，平时有口苦，舌暗淡苔白腻，我摸了一下患者的手，是温热的。拟小柴胡汤合半夏厚朴汤：

柴胡 12g，黄芩 10g，制半夏 12g，党参 12g，炙甘草 6g，厚朴 10g，茯苓 15g，苏梗 10g，生大黄 10g，3 副。

1 副后大便即解，热退而安，尽剂出院。

此证为何用小柴胡而不是大柴胡？此乃三阳合病，论曰："身热恶风，颈项强，手足温而渴者，小柴胡汤主之。"加大黄者，权宜之计也，不加也可。

五、急性肠胃炎

半月前，家慈因家事烦扰，饮食不洁，突发上吐下泻，腹疼恶心，泻下水样便，一日六七次，用热水袋敷脐感觉舒适，苔黄腻。曾图效快，服用西药得舒特无效，两天后求治于中药。余疏黄连汤加白芍：

黄连 3g，桂枝 10g，制半夏 10g，党参 12g，炙甘草 6g，炮姜 30g，白芍 12g，大枣 10g，生姜 3 片，2 副。

1 副腹泻腹痛即止，当夜困倦不堪，酣然熟睡。至天明，诸症恍然若失，不由得连夸中药便宜而神奇（2 副才 8 块钱）。

为何用黄连汤？陈修园《长沙方歌括》中名言"腹疼呕吐藉枢能"，又方中本有干姜，则能治下痢自不待言。《张氏医通》称此方"治霍乱吐痢如神"。但也需和肠胃炎常见的藿香正气散证、五苓散证相鉴别。此方应用关键是上热下寒引起的呕吐、泄泻，以及中焦枢纽不畅引起的腹痛。后两方用于寒湿吐痢较合适。炮姜重用 30g，是徐师经验，若不是见面色青黄，不能离开热水袋，我是断不敢用这么大量的。一般便溏，干姜即可；水泻则非炮姜不可。

为何药后会出现困倦，我认为一是正气来复，阴阳相合；二是可能方中有黄连、桂枝（交泰丸）的组成，使得心肾相交。

六、消渴

申屠某，女，48 岁，服装生意人。中等身材，皮肤尚白净。2009 年 4 月 29 日初诊。消渴 24 年。病起妊娠时，曾患"妊高症"，怀孕期间粒米未进，只喝水（这可能是病人的夸张说法，我就不信光喝水还能继续怀胎的）。现每天饮水无度，白天需饮 3 ~ 4 瓶（2.5L 的），尚能饮热茶；夜间需 4 ~ 5 瓶，非冰水不行。尿频数，严重影响睡眠。日间疲乏不堪，短气，腰痛如折。曾经服用过老中医的中药，效果不明显。冬天怕冷，夏天怕热。胃纳差，大便如栗，一天2～3次，每次量少。月经尚可，色偏暗，有少量血块，不痛。查血糖正常。

问到这里，我强烈怀疑是不是尿崩症，但尿崩的检查很麻烦的，从尿常规一直到头颅拍片一堆倒腾，就算有东西也是要手术或者死贵的"弥凝"解决，患者不愿意。于是我迅速思考：大渴引饮，白虎汤？虚羸气逆，竹叶石膏汤？

伸舌一看，舌质竟是淡红润，苔薄白腻。查了两次，都是如此。脉沉缓无力。

NND，我直叫苦，这下根本不像是石膏证了。难道是水液代谢的紊乱？再问，出汗多吗？答曰：不多，很少出汗。

那么还是按照"饮一溲一"的厥阴病症候群，给予肾气丸原方5副，自己煎煮：熟地24g，山茱萸12g，山药12g，丹皮9g，茯苓9g，泽泻9g，桂枝3g，制附子3g。

反复叮嘱病人，一定要来复诊，便于及时调整策略。孰料病人忙于服装生意，五一过后一直未来复诊，把我那个忐忑的……

5月8日复诊，患者欣喜异常，说服药后饮水大减，现在一昼夜也只需饮水2～3瓶，因而睡眠、胃口、大便都有好转。唯右目散光，常迎风流泪，舌质由淡泛红，苔薄白腻。根据日本汉方医学的"水毒"理论，上方改生地24g，泽泻增至15g；加猪苓9g，苍术9g，再服继观。后再遇，诉情况稳定，夜间饮水已经很少。

小小的得意一下哈。患者复诊时眼神很复杂，直说：没想到你这么年轻，却这么厉害！不过，开心归开心，之前的忐忑还是不能隐瞒的。通过这个病人，也有了鉴别四个汤证的一些心得。肾气丸本来就是张利水的方子，钱乙改编的"六味地黄丸"也是治疗小儿脑积水的，到了明代薛立斋那里，却成了两张包治百病的大补先天阴阳的秘方，搞得现代人也把它当壮阳补肾药，真是"直由明清错到今"！

黄煌 2009－06－16

自强不息的思路很活跃，也很清晰，还富有同情心，是个中医的好料子！

仆本恨人 2009－06－16

伊的文笔也令人艳羡不已。

嗜睡昏迷返魂汤

医海一粟

2009 - 08 - 12

钟妇，46岁，以嗜睡昏迷阵发一年余就诊。其人面黄消瘦，神经内科几移其手无功，处以：生麻黄90g，肉桂60g，杏仁40g，生甘草40g，人参60g，五味子60g，上药共研粉，每服6g，每日3次，饭后服，忌茶。

复诊，病人大喜过望，说如今不但病好了，可能是药量大了，午睡睡不着了，称我不愧是名医所教。我亦沾沾自喜，毕竟初出茅庐，老前辈们也交口称赞。上方减麻黄，处一月量。第三天，病人寻来，曰旧病复发，我又开生麻黄研粉令其掺入前药继服。不见病人再诊，亦不见介绍病人前来就诊，知道病人肯定未愈。

后来调至其家附近工作，一日门诊又遇病人得知，服药有效而不根除。后经青岛医学院附属医院确诊，手术切除三个胰岛素瘤而愈。我的数年困惑，终于告清。

经过此案我得出一个结论：临床只满足于中医诊断，或满足于一个诊断结果都是错误的，应该反复多找几个诊断结果，挖掘更深层次的原因之所在，不但要知其然，还要知其所以然。真所谓知其要者，一言而尽；不知其要者，流散无穷。

佛手 2009 - 08 - 12

医事很复杂，总是知道得太少。

jszyxby 2009 - 08 - 14

楼主所言甚是，如此感受颇深，所以要建立良好的医患关系，虽说为病人，其实也为自己，治疗到何时是一个比较好的境界，恐怕无人能说得清，尽量知其所以然吧。楼主用麻黄用得非常好，赞一个，并向你学习。

大胆起用小柴胡

dream305

2009 - 09 - 19

从医科大毕业后在家乡一直从事内科工作，对中医的炽爱又使我这个门外汉在工作之余学习中医经典，在工作中有时也能碰上方证特别明显的病人。下面这个病例就是我在临床工作中遇到的比较典型的病例。

张某，男，38 岁，因发热 10 天来诊。在我们医院门诊看后查肝功能，谷草转氨酶达 350IU/L，考虑"肝损伤，发热查因"后收入我科病房。是我自己管的病人，看了之后无非就是消炎、保肝等治疗，挂上点滴，然后让他去做相关的检查。第二天去查房，病人觉得缓解一点，但似乎效果不明显。后来详细问了病史，该病人平时容易感冒，一感冒就乱服感冒药，经常药不离手。今年做生意亏了 20 多万，情绪一直不太好。前些日子又是受了风寒后感冒，自己又乱用药，后来就开始发热，在当地一直输液也不见好，才转来我们医院看。

后来我仔细问了问他，发热是一直发还是定时发？会不会感觉忽冷忽热的？有没有口苦的症状？大小便如何？病人告诉我，发热是一会儿发一会儿不发，体温也就是 37℃～38℃之间，自觉忽冷忽热，口苦，小便黄，大便正常，时有恶心的感觉，但未吐过。

听了之后，心里很激动，这不是很典型的小柴胡汤证吗？但回头一想，虽然方证很典型，但病人肝功能这么差能用吗？日本不是还报道了小柴胡汤至肝衰竭的事件吗？很是踌躇。最后心一横，算了，豁出去了，不实践怎么知道效果？后来我洋洋洒洒地开了小柴胡汤的处方，病人到药房去抓药，药房说格式有问题，让我重新写处方。因为我是学西医的，我哪知道开中医处方还有什么格式啊，后来改了格式，药房煎了药给病人服了……

但说实在的，这是我第一次开中药，不免有些害怕，生怕病人服后会不会病情加重什么的，心里也没底。第二天交完班后去查房，心里也忐忑不安。走到病人床前，病人满脸笑容，激动地对我说："昨天喝了那副中药后，口不苦了，也不觉得忽冷忽热了，今天早上还想吃东西，已经喝了一大碗粥了，想再住一天就出院了。"看着病人激动的表情，心里有一种说不出的喜悦。后来复查肝功能转氨酶已经降到了 50IU/L，自己觉得没什么自觉症状就出院了。那位病人从那以后哪不舒服都来找我看，虽然我才

20 多岁，但对我很信任。

从这个病例，我体会到了有是证用是方的道理，也体会到了仲景学术的博大精深，使我更加热爱中医学。

如今，我已经考上了西医的研究生，离开了原来工作的地方，但对中医的学习时刻没有放松，每天都要读一读《伤寒论》的条文，希望有一天我也能用自己的行动为中医学的传承尽点微薄之力。

经方的故事（选一）

十世遗风

2009 - 10 - 12

1. 针灸大师承淡安，形胖、恶寒，手炉日夜不离手，师祖朱莘农治以二陈平胃散合黑锡丹。

2. 一男发热后气息全无，人欲裹草席而埋，我父怜之，触左下腹有长条物，脐动，言可救，以大承气汤撬牙灌，药下腹中雷鸣，大泻，人起。时父20余岁。

3. 一青年军人哮喘，父教以浓盐水灌，一小脸盆盐水饮尽，不吐，再进半盆，大吐痰涎一盆，病愈，不发。

4. 我弟媳体瘦，胸闷，我父言不用治，多休息。她大怒，言中医忽悠。住西医院，输能量，住院两日出现恶寒发热，中午12点准时恶寒，瑟瑟发抖，盖三条被子仍恶寒。一小时后发热，热则去衣被，空调调至极低温度仍热，一小时汗出热退，第二天寒热复至。西医专家、检查纷至沓来，原因不明，用药无效。折腾三天，无奈找我父，切脉后言此病易治，一剂就可愈。当夜服下一剂小柴胡汤，第二天中午寒热不作，立即出院，言西医害人。

5. 某高官发热住院，用一月高档抗生素，高温不退，值父出诊她邻床，顺请我父治疗，看完各项检查报告，言1副可愈。问其因，言是病毒感冒，果如其言，1副而愈。我问其方，言银翘散。

6. 我父治脾胃病出神入化，喜用桂枝甘草龙骨牡蛎汤、左金丸和失笑散。一日与其消化科学生和中医院同事闲聊，我言父治胃病如神，他们颇不屑、很不服，言未给中医院留下印象。我曾问父是否将他的脾胃病临床经验出版，他说不用，医生都觉得自己了不起，看不起别家学说，闻之唏嘘。

7. 中医院已过世的陶年唐院长擅治肝病，名震沪宁线，喜用鳖甲，用得无锡曾断货。其治肝病用方繁杂，曾建计算机治肝病的诊疗系统，可惜死后再无人提及。我仅跟他抄方一次，我想告慰他说，您的经验至少还有我继承，急性期为少阳阳明合病，慢性期为少阳太阴合病，这可以说是您一生治肝病的经验。

8. 我治传染病医院一已病危的肝硬化腹水病人，体瘦腹大，脐围110cm，体质尚可，二便不通，我给了6g的十枣汤丸药，红枣20粒煎汤送服，当夜大泻20余次，脐围缩小20厘米，医院震惊，后服实脾饮愈。

9. 友陪人找我咨询，其友夜间小便增多，夜尿 10 余次，心下痞，不欲食，苔滑脉沉，自说肾虚，问能否吃海狗肾鹿鞭？我说你病简单，想几天好？病人说已三年未好了，看了多少专家都治不好，你看得好我给你送锦旗、敲铜鼓、磕三个响头，满脸鄙视和不信。她神情让我较真了，说看好就来磕头，三天愈，不行我给你磕头。以《外台》茯苓饮合真武汤，我友说三天果愈，病人却不敢来。

10. 晚年胡希恕给人讲《金匮要略》开篇，言此是后人杜撰，下面医生哗然，罢课。我很悲愤，胡老，您为何不写论文、出专著？搞个著作等身，名气在外，谁敢狗眼无珠？大医常孤，难道我一定学你和父亲，一生不出版论文和专著？

小土豆　2009 – 10 – 13

很传神！

城里娃脑　2009 – 10 – 13

从十世先生对我的回帖中便知道十世先生是功力深厚之人。但是功夫再高也只是孤芳自赏。而孤芳自赏绝非仲景之道。

须知：隐逸林中无荣辱，道义路上泯炎凉。秋至满山皆秀色，春来无处不花香。

zillion　2009 – 10 – 13

楼主的经方故事非常引人入胜，耐人寻味。

空穴来风　2009 – 10 – 18

果然中医一高手，很令人神往啊！

耕读世家　2009 – 10 – 19

刚毅木讷，远古之风。

gaogefei　2009 – 10 – 19

确实很传神！请教十世遗风先生，为何哮喘用浓盐水灌有如此神效？

仆本恨人　2009 – 10 – 19

大概是浓盐水可以催吐的缘故吧。

经方中 2009 – 10 – 19

盐炒后便是催吐剂。

雍乾 2009 – 12 – 31

学养厚者必后世而鸣，昔日黄坤载藏之石室不亦如此?! 自古圣贤常寂寞，信不枉也！

woyunzhai 01 – 01

这才是真正的中医！令人敬佩！

经方的故事（选二）

十世遗风

2009 - 12 - 11

我学中医完全是家学影响，谈不上喜欢。进南京中医药大学时面黄体瘦，属柴胡体质，偏偏又是 A 型血，有点忧郁又任性。很想家，经常旷课跑到山西路，为的是吃一碗太湖馄饨店的馄饨，有无锡的风味。天性喜欢独行，常一个人跑夫子庙玩。一个学期旷课八十多节，得了个警告处分，险些进不了医院。前四年去看我的老师姚小平，他说他那时偏激，我觉得是我不懂事。黄师那时教各家学说，属选修课，我是听了些课的，对黄师还是有印象，面黄偏瘦，也是柴胡体质，看人目光很专注，上课很生动，下课后同学喜欢找黄师提问，黄师很耐心。

我见习是在苏州的太仓，碰到两个好老师。一个是内科的沈炳章，他在当地很有名，善治脾胃病，喜欢用理气药，每张方都有七八个理气药，效果也不错。常听他跟病人说，甜的不吃，辣的不吃，酸的不吃，咸的不吃，我心想只能吃苦的？还有一个老师是儿科的朱克，三十出头，是西医，很瘦，他的声音非常有磁性，像毕克的声音，对我们学生很友善，请我们到他家吃饭，他太太是老师，人也好。实习结束时，他送了我一本书，是宫廷秘方，说我会成名医，我更用得着，还给我签名留念。后来听说他生肝癌去世了，我把书加了封面，为了纪念他。

到了大四我开始认真学习了，经常在李时珍像前的广场上背书。也开始泡图书馆，我后来常用的大剂量白芍、升麻治月经过多就是那时候学的。学校门口的门诊部我也常去，那时只要说是南中医的，想跟老师抄方，老师很高兴的。我跟汪履秋抄方，他关节炎病人特别多，喜欢用桂枝芍药知母汤，但量不大，桂枝用 10g。我现在也常用此方，量要大一些。据说孟澍江很厉害，他人开的方吃三天体温不退，他加了味通草当天体温就下来，他那时已有研究生了，轮不到我们了。那时候对老中医是很崇拜的，现在读到他们的医案还是很亲切，勾起往事的回忆。在那门诊部我是第一次知道中药可以现场炮制的，隔着玻璃可以清楚看到老药工姜汁炒、醋制。

我的实习是在省中医院，可以领略江苏省最高水平的中医。我印象最深的是夏桂成老中医，是江阴人，喜欢根据基础体温来调节月经，我治妇科乐于此道就源于此。前不久一女三年不孕，不排卵，我让她测基础体温，吃了三剂防风通圣散，体温就升高了，吃到第十剂时告诉我觉内热，吃下中药就呕吐，我让她停药，说可能怀孕了，后来通知我已怀孕，很开心，虽有蒙的成分，但夏老教我的东西一直在用。省中医务科长冯老师特别喜欢我，常跟人说我偷学的事。徐福松是男性科的权威，有一个笔记本，开方时常神神秘秘地看几眼，处方的药和病历卡上不一样，我让我的同学殷旭东在里面抄病历卡上的药方，我在外面抄处方上的药，回家后整理。可惜我素来不喜欢看男性病，这些资料放着没用。冯老师对我很严，看我扎针后说，用的穴位不错，但是像曲池、内关这些感应强的穴位平常不要用，病重时才能用。我将她说的运用于中药上，很少开大剂量和大处方。内科跟过几个老师，周晓白是搞脾胃的，说我方杂，可以拆开来一个个用，我后来开方一直很纯，和他也有关。还跟过刘沈林、单兆伟，他们一直在研究萎缩性胃炎，讳莫如深的感觉，而且很忙，毕业后我用的是家中传方，对他们的学术也不了解。在呼吸科我的老师是周萍，比我大几岁，有小儿麻痹症。据说省中医院建造的拨款是她爸同意的，她人特别聪明，会算命，说我太倔，人生挫折多，但43岁后会成大事。我很喜欢陪她上夜班，她看的多是英语书。一次一个病人高热不退，请曹院长会诊，拿个电筒全身照，在找什么，周老师轻轻告诉我在找疹子，在腋下找到两个，大家如释重负，说可以用氯霉素了，周老师大声说到底是院长，我们白天找半天也没找到（她和我根本没找，在喝茶聊天，呵呵）。周老师后来出国了，很想念她。南中医的肾病是很有名的，我在其下属的钟山医院，还有一个在鼓楼旁的小医院实习过，发现效果很差，而且都用激素，合作医院的管床医生都无笑容，我后来一直不研究肾病源于此，不迷信名医博导也源于此，忘不了一医生跟我讲的，省中医院名气这么大，为何疗效这么差。不过那些病人都是比较重的，现在都是要透析的。那时活血化瘀很热，我在实习期写的毕业论文就是《活血化瘀治疗心肌梗死》，现在看来觉得肤浅，心肌梗死还是温阳化饮为主。实习时未见黄师，可能在日本吃生鱼片呢。

我的大学就这么前松后紧地过去了，毕业时同学和老师都认为我会成江南名医，真的如此吗？

顾志君 　2009 – 12 – 11

　我觉得您一定行！

何运强 　2009 – 12 – 12

　仁兄天资聪颖又很勤奋，必会成为江南名医！

heili　2009 – 12 – 12

　　A 型血人办事周到，少露锋芒。

袁建国　2009 – 12 – 12

　　你已经是名医了，至于江南名医指日可待啊！

gaogefei　2009 – 12 – 12

　　娓娓道来，如叙家常。高手真是层出不穷啊！期待仁兄多多发帖！

zillion　2009 – 12 – 13

　　遗风兄学生时调皮好玩，这些都是能快乐学习的性格，能够脚踏实地干实事，而且天资聪颖，基础深厚扎实，必定能成为江南名医！

王晓军　02009 – 12 – 14

　　读遗风兄的文章是一种享受！握手！

经方的故事（选三）

十世遗风

2009－12－18

　　我将本篇作为经方沙龙五周年的礼物，希望引起大家高度重视。

　　在我从医的年代，西医已几乎完全代替中医治疗肺系发热。我给人看高热，旁边就有风凉话，中医哪能看好发热，赶紧去输液，出了事谁负责，语重心长。而中医在干吗呢？也在吃西药，挂盐水，用清热解毒退高热，一群庸医。百姓是很健忘的，他们的祖宗八代都是吃中药的，偏偏这些不肖子孙忘了中医的恩惠，盲目相信西医，更有甚者联名要求取消中医，荒唐透顶。百姓急啊，吃中药一天体温不退就要叫，怕烧坏小孩大脑，西药七八天体温不退却自说病情重，什么逻辑？

　　我最近看一富豪之女，4岁，支气管肺炎，体温39.4℃，血象不高，我说服完中药如呕吐、出汗、腹泻，不要紧张。虽是冬令，辨证却是风热，开的是麻杏石甘汤加减（小柴胡汤合白虎汤也可），除第一副药头煎服下无事，其他药服下就吐，吐后汗出，又拉稀，24小时内服了3副，体温正常，又服了3副柴朴汤止咳化痰，病愈。富豪服啊，中医真快！回忆师祖朱莘农号称"朱一帖"，治发热多是一帖药，那才叫神仙下凡。

　　我跟人聊天，说用中医治发热，是在家里享受着舒适温暖的床，品味天地之精华，感受各地的植物芳香，那是VIP的待遇。那些不信中医的人躺在拥挤的房间里，闻着怪怪的消毒水味，接触满屋的病毒细菌，听着让人心烦的咳嗽和呕吐声，让冷冷的水流过全身，损你的脾阳，耗你的肾阳。发热是肯定能好，咳嗽就难说了，以后的并发症如痛经、月经过少、食欲下降、过敏性哮喘等等，又有几个病人和医生能明白。我朋友说是生物链，是西医给中医创造病种，哈哈哈哈。可我却要呼吁尽量不要输液治疗。我痛恨病人的无知，中医的不作为，输液的误人。西医也怨，他们不想用输液，口服就行，但百姓要求快，要输液。这些不合理早晚引起恶果，引起超级细菌、超级病毒的爆发，早晚要靠中医来救命。

　　旧时的中医将治发热的方搞得很神秘，这是他们的饭碗，我们能理解。但传来传去，大败于西医我就费解了。中医治高热是很复杂的，六经辨证，四季发热还不一样，掌握了方法，其效果还是很快的，不输于布洛芬、激素等。无锡上世纪五六十年代有两个西医，姓钟的家有X光机，一天一千元收入，"文革"时家里抄出二十万的现金；另一个姓曹，衣服上八九个袋袋，全装的钱，将扑热息痛研粉卖给病人，青霉素打半支留半支再卖给别人，比金子还贵，也是巨富。可见发热的市场有多大，中医把这市场完全输给西医，羞耻啊。连中医自己都不信中药能治高热了，悲哀！

最后我谈一下治高热，柴胡剂大家已很熟悉了，它治的是少阳发热，也就是温病说的风热或肺热。我退高热的主要是两个合方，小柴胡汤合白虎汤，大柴胡汤合白虎汤或再合大承气汤。黄师的退热方（柴胡、黄芩、连翘、甘草）也是妙方，可看作小柴胡汤加连翘，但要注意剂量，肺燥就用上方加麦冬，这样用下去有九成会好，24小时内退热，留一成给西医。太阳发热也就是风寒发热，病人是觉得冷，没有发热的感觉，发热是量出来的，不是病人的感觉，但是体温都很高，40℃是常有的事，这就需要麻黄剂。我按照麻黄一两作3g，将麻黄剂分三类。一是麻黄汤和麻杏石甘汤，后方是风热方，相当于银翘散，前方才是风寒方。但麻黄汤的发汗作用不太强，我很少用，有壮人服之一点汗都没有的失败医案。因为江南多湿，需要化湿药，我常用九味羌活汤或荆防败毒散。第二类是大青龙汤和越婢汤，前方发汗力强，用得好1副就灵，刘惠民给毛主席治发热就是用此方，1副见效。但此方要注意大汗后会亡阳，有用后死亡的病案。救逆法是桂枝加附子汤、茯苓四逆汤或真武汤，都要用附子，体质好而壮的人不用。后方有时不发汗的，不用于发热，腰椎痛或浮肿常用到它。第三类是小青龙汤和麻黄附子细辛汤，此两方是治虚证恶寒的，但前方可兼治咳嗽、哮喘、鼻炎，两方都治发热，服后汗出热退。桂枝类方也是治虚证发热的，不复杂。风寒发热的病人挂盐水的效果很慢，一周都不退热是常有的事。夏季是湿温病，香薷饮是主方，我的《十世遗风医案》中有，大家可参阅。我把经验贡献出来，没有保留，各位可以使用，四季发热都试试，没有病人就给自己或家属使用，练习三年气死西医，抢回地盘。我治高热不用西药，成功率在90%以上，也有治不好的。只要掌握原则，务必在24小时内将体温退至38℃以下，药可以服三四剂，否则病人都跑了。什么热入营血，想都别想，扔给西医去，他们也要吃饭，中医此时要用犀角和羚羊角，没货。仲景治发热是三副药一起煎，用小火慢慢煨，只用头煎，分三次服，24小时可服九剂。我没这么用过，以后我来试试。

最后祝福黄老师、各位版主、各位网友新年快乐，保重身体。

芭窗夜雨　2009－12－19

经方治疗太阳病，不离"麻黄、柴胡、桂枝"三大类方，分别对应"伤寒、温病、中风"。

以下列方，仅供参考，旨在"寒温一统"，统一于"药证、体质"，其实也只是对经方的重新排列组合而已，并无新意。

麻黄伤寒方：麻黄汤、葛根汤、小青龙汤、麻黄细辛附子汤；

麻黄温病方：麻杏石甘汤、防风通圣散、大青龙汤、葛根加石膏汤；

麻黄湿温方：葛根加石膏汤、小青龙加石膏汤；

柴胡伤寒方：葛根汤合小柴胡汤、葛根汤合大柴胡汤；

柴胡温病方：柴胡四味（柴胡、黄芩、连翘、甘草），小柴胡汤加石膏、连翘、栀子，大柴胡汤加石膏、黄连、瓜蒌仁；

柴胡湿温方：柴胡桂枝干姜汤、柴苓汤加石膏、大柴朴汤加石膏；

桂枝伤寒方：桂枝麻黄各半汤；

桂枝中风方：桂枝汤、桂枝加附子汤；

桂枝温病方（柴胡中风方）：柴胡桂枝汤；

桂枝湿温方：桂苓甘露饮、黄连汤；

最后需要强调的是，东汉太阳病多用"桂枝、麻黄"类方；当代则多用"柴胡、麻黄"类方。

芭窗夜雨　02009 – 12 – 19

中医学，唯伤寒一家足矣。何必百家？

zillion　2009 – 12 – 20

西医治疗发热，使用抗生素、激素、非甾体抗炎药，大部分都可以退热，但费用确实比较高，当这些药物疗效不佳、高热或低热不退时，治疗往往比较棘手。

遗风兄、夜雨兄的经验非常宝贵，非常振奋人心，建议经方治疗以后可以尝试搞一个专题，分类可以是疾病，也可以是一个症状，这样就可以细化经方的治疗。

黄煌　2009 – 12 – 21

十世遗风好样的！发热的阵地一定要夺回来，中医光讲治未病是不行的，不会治疗急病的不算医生，治疗急病首先要会治疗发热病。当年江阴的老中医们大多都研究发热性疾病，特别是朱莘农先生的朱家伤寒派，治疗那些发热不退者特别有经验。麻黄桂枝方、柴胡黄芩方、黄连黄芩方、白虎承气方均常用。《伤寒论》一定要学好，学好《伤寒论》就能做好中医！

王晓军 2009 – 12 – 21

为十世遗风兄叫好！您说出了我的心里话！观今之世，满大街都是卖水的医生，最可恨者，他们如出一辙般地见着发热就是挂水，还煞有介事的规定必需挂上七天为一个疗程，地球人都知道他们这样做的目的何在，那就是不一定给你治病，但是一定要先挣足了你的钱！等你挂够了一个疗程，就别说是否是药物起了什么效，只就这一个星期的时间，我熬也把你给熬好了，也有没熬好的，没关系，再请你挂下一个七天吧！此时还可以故作姿态地对患者说我是怕您花费过高，所以没敢给您上进口的抗生素，没想到您的病有这么重啊，那现在只好给您用上了——好家伙，用上了"进口药"，姑且不论其疗效如何，而那药价那真叫一个高啊，实在是高！到最后，患者的一声叹息换来的却是这些卖水一族们的满意的窃笑！这种医生不用学什么医术，只用练就一个挂水输液的黑手，不需三年，完全可以买车买房，您不服气吗？有钱能使磨推鬼呀！这难道都是咱们中医的错？我只能说：好方一肚子，只等有缘人了！你有好方，可奈人家不用何？

十世遗风 2009 – 12 – 22

回夜雨兄，你的补充很完善。谢谢。

我理解的温病是通俗化的伤寒，如风热就是少阳病或麻黄杏仁石膏甘草汤证。我用的方有纯仲景方，有改进的时方，但这些是我父亲的老师朱莘农大师习惯用的，是代代相传的高效方，特别是他们治湿温病的经验。所以温病伤寒是一家。

回晓军，发热不找你看，可以多练习，时运到了，什么都有了。你可以去研究减肥、鼻炎等西医弄不好的病，以后就更全面，说不定我开医院邀请你南下，哈哈。

芭窗夜雨 2009 – 12 – 22

向楼主学习，明眼人一看就知道这是让人心服的经验！正因心服，所以才斗胆发言。

神农派 2009 – 12 – 22

十世遗风兄之言实对我心，我也有心将中医主战场先定在发热上，以六经辨证法抢夺此一细分市场。中医治发热一定要在24小时内让患者看到效果，一般情况下都是连服二三剂，迅速见效！因为如两天不能控制住发热，则患者家属必会转向西医挂水，这也是现实。

很希望与兄相见，在论坛里每一次见兄的文章都心有戚戚焉……

江湖医侠　2009 –12 –30

经验老道，诙谐幽默，拜读楼主的大作真过瘾！

gaogefei　2009 –12 –30

好经验！感谢十世遗风兄的无私！九味羌活汤是个表里双解的好方子，我曾见一老中医治疗感冒屡试屡效！

woyunzhai　2010 –01 –10

敬佩楼主！一个不会治感冒发热的人是不能算入门的中医，可如今滥竽充数的假中医太多，败坏中医名声，丧失中医阵地，可恶至极！

经方的故事（选四）

十世遗风

2009 – 12 – 29

惊闻日本将中医药从保险中剔除，内心很不平静。日本中医药工作者联名几十万患者请愿，恐怕难有改变，毕竟占人口比例太小。如有几千万大众请愿，事情就会有转机。唇亡齿寒，我要天问：日本中医工作者在治什么病，是否都是西医治得好的病？

我们可以假设，中国如没有中医药，会是什么样子？和西方一样用西医治疗，寿命也不会短，也就是说中医可有可无。针灸推拿可以作保健用，中药可以做食疗用，理论可以做养生用，中医真的可以不需要了。而现实真的如此，40 岁以下不吃中药的人占绝大多数，他们不信中医，不了解中医。方、何之辈提出废除中医，不是偶然的。我再次天问：那些七十岁以上的老中医，特别是那些在学院里做教授、博导的，享受国家的津贴和科研经费，你们是神鸟，研究了多少个疾病是西医看不好的？而且确有疗效，让我们这些菜鸟可重复的？

中医要生存，关键是疗效。如果中医能看好西医看不好的病，西医认可你，百姓认可你，制定政策的官员认可你，没人跟你捣乱。现在可以告诉大家，我取名十世遗风，是朱氏第十代传人，有很深的家学。我开诊时治疗肺系、脾胃系疾病十拿九稳，开了三年，没有多少病人的，百姓不认可，都找西医看。别说十代，把仲景搬出来，即使有两千年历史，百姓都不认。如果不是熬白了头发，对颈椎病、腰椎病有所突破，我早关门了。一男，32 岁，100 公斤，慢性粒细胞白血病，化疗后瘫在床上，腰痛如刀割，第四腰椎处阴影缺损，考虑为肿瘤转移，骨科要注射骨水泥，血液科不同意，主任是我友，请我治，20 天可起身，40 天几如常。再次化疗后又瘫在床上，又是四十天搞定，现缺损在愈合中。西医高度认可，只要有腰不好的病人都会介绍我治，但百姓不信，说是吹牛，实欺我民间草医。我等着，会求上门。

中医要生存，关键有特色。现代人多肥胖，西医弄不好，抽脂啊切胃啊，都是治标，以后还得肥。肥胖的危害极大，脂肪肝、2 型糖尿病、高血压等都与此有关。你看美国军人都无肚肥，是怕无战斗力，朝鲜战场上拼刺刀就不如瘦瘦的中国人。看好此病有极大的社会价值，2 型糖尿病的胰岛素抵抗就会消失，2 型糖尿病就有机会根治，早期高血压也会治愈，这会极大减少国家的医疗开支。针灸有一定疗效，但容易反弹，对40岁以上的肥胖效果差。对肥胖我是初战告捷，最近用防风通圣丸治好了一糖尿病，但仍胖，让他续服半年（这个医案等治疗结束后，如大家有兴趣会向大家汇报）。

中医能生存，会大大降低国家的医疗开支。现代女性月经少，原因是肥胖、流产、过多输液，还有是"轴"有问题。现代小孩过敏的多，庸医认为跟大气污染有关，实跟过多输液损伤阳气有关。现代很多病归于输液过多，最重要的原因是发热找西医看。我在前文介绍了发热的经验，反响不大嘛，甚失我望。网上朋友如有资料可以发一下，一家医院抗生素占用药比是多少？国家一年静脉用抗生素要花费多少？如果这些病人只要一半用中药来治疗，会给国家节约多少钱？一定是天文数字。药厂不必难过，你们可以同时卖中药，甚至可以卖到外国去，利润比西药高。当然节约的钱多付我顾问费也应该。中医也不必难过，少了点灰色收入会心安点，省得国家取消中医的参保，你们要下岗，跟我抄方还得讨我骂。少输液后其他病就少生，又是一笔巨大开支。日本人玩虚的，一个方小剂量服个二三年，浪费国家钱财，是该取缔。但有了问题该好好反思，日本人还是聪明的，我相信搞个古方维新，跟黄师大大地学，以后还是会进保险。

中医能生存，可以极大地减少病人痛苦。肿瘤病人化疗后出院，呕恶、纳呆，下利、乏力，西药弄不好吧，可用补中益气汤或柴苓汤，都神效；小孩老感冒，家人烦，可用桂枝汤合玉屏风散或薯蓣丸，也神效；顽固性头痛伴便秘的，痛起来高考都不能参加，影响前程，要一天用一瓶止痛药，西医望而生畏，服大柴胡汤合桂枝茯苓丸神效；高血压初发，血压高，头晕头痛，呕吐或恶心，吃了西药，一辈子都要靠西药维持，用吴茱萸汤立效，而且断根；女子痤疮，颜色黯，服抗生素一个都治不好，美女变丑女，影响泱泱大国形象，用柴胡桂枝干姜汤神效。中医之妙，如长江之水，滔滔不绝。谁要取缔，立马报应，生个瘙痒，西医弄不好，痒得你痛不欲生。

我希望中医界多研究西医看不好的病，特别是常见病，实事求是，不必苛求神效，有个六七成的把握就行，医案老老实实写，看坏了没人说你不好。不要动辄什么方加减治某病有效率多少，显效率多少，最后还加个西药。加减我看不懂，有效显效也不懂，我只懂你看好了没有，没看好可能原因是什么。不要去搞什么艾滋病、肿瘤那些玄的病，这些不急，让西医去搞，先去研究让我们可以生存的病。我是江湖郎中，嘻嘻哈哈皆是文章，不当之处，内行海涵，一笑置之。那些专门胡说八道的外行，我们既往不咎，看了我此篇还说要取缔中医，那真是白痴不如。

SFDfsakfdc 2009 – 12 – 29

诚然！疗效是中医的生命力，疗效也是中医存在的基础，疗效更是中医发展的第一生产力！

anton553 2009 – 12 – 29

这位人快的文章读来颇为风趣！希望大家都要有使用中药的把握和自信。

johnsonqu 2009 – 12 – 30

兄嬉笑怒骂之间，颇有深意啊！

gaogefei 2009 – 12 – 30

我认为老百姓不看中医，有一很重要的原因就是中药难喝，疗效和口感应该是同等重要的。

zillion 2009 – 12 – 30

遗风兄快言快语，嬉笑怒骂皆成文章，以自己高效的临床经验为例，真是鼓舞人心！同时处处为人民大众腰包着想，为国家的医保操心，也是一位忧国忧民的热血青年啊！

黄煌 2009 – 12 – 31

好文章！对中医的爱，对中医的恨，全在嬉笑怒骂之中了！我喜欢十世遗风先生的文风，也欣赏他看问题的角度和方法，没有在基层拼搏的经历和胆量，是不可能说出那些话语的。

中医如何发展？还是那句话，疗效第一。我们经方医生一定要研究那些现代医学棘手的疾病，要以疗效证明经方医学的价值。

江湖医侠 2009 – 12 – 31

"中医如何发展？还是那句话，疗效第一。我们经方医生一定要研究那些现代医学棘手的疾病，要以疗效证明经方医学的价值。"绝对的经典！赞一个！大家一起来努力吧！

小土豆 2009 – 12 – 31

特立独行的经方家!

liu6513 2009 – 12 – 31

性情中人,爱恨分明。中医需要这样有思想、有深度,能开诚布公、酣畅淋漓、张弛有度之人。

雍乾 2009 – 12 – 31

十世兄有当代伤寒大师郭生白之风!真苦口婆心、医中君子也!

神农派 2010 – 01 – 01

中医治感冒发热,其实是中医最大的细分市场。大家想想,所有人最常得的是什么?伤寒啊!医圣为什么就写《伤寒论》而不写其他呢?百病伤寒始!会用六经辨证法轻松治好感冒,这是我们每一个中医的基本功啊,不要动不动就研究杂病大病,把伤寒的市场抢一些过来,所有的中医都会过得很滋润的……

怎么抢?首先要人才,要有真正能轻松治好感冒发热的人才。然后怎么办?做全国连锁啊!用经济的力量,就在各个大医院门口旁边开经方医学连锁门诊,不治别的,就专治伤寒(感冒发热)!要做到什么程度?做到任何一个地方出现伤寒流行时,我们的人员都会出现在那儿迅速治好患者,做到政府部门找我们制定伤寒的治疗标准。终及目标,把中国治疗伤寒的标准推向全世界,成为世界标准……

黄煌 2010 – 01 – 01

神农派说得很有道理,视角独特,赞一个!

云海 2010 – 01 – 01

文章一针见血,非常痛快!求真务实,并且有高度,是真正的医者!

经方在灾区飘香——来自北京市对口支援什邡医疗队的报告

冯学功

2009 – 11 – 21

一患者眼角奇痒 3 年不愈，4 剂半夏厚朴汤药到病除；一患者每到傍晚 6、7 点钟即感头顶灼热，到晚 11 点钟才能慢慢缓解，3 剂小柴胡汤热感已去五分之四；一患者就诊交费后还未抓药就找回来了："大夫，这个药是不是就开了一副呀？怎么三副还不到十元钱呀？"当告诉他我们开的是经方，就是便宜，这确实是三副药的钱后，患者惊讶之余不禁伸出了大拇指赞叹道："这药真便宜呀！"经常出现此类场景的现场，便是四川省什邡市中医院板房医院，北京市对口支援地震灾区医疗队的专家门诊。

经方是指医圣张仲景《伤寒杂病论》中所载方剂，已有 1700 多年的历史。药味简单，疗效肯定，规范性好，可重复性强，是其显著特征，并因此成为中医的精华。中医从业者多多少少都学过一些经方，但是或因为经方使用不当易出现不良反应，或因为经方太便宜，难以产生良好的经济效益，更多的则是因为没有老师指导，缺乏实践经验，想用却不会用，以致目前使用经方治病者寥寥无几。其实经方掌握并不困难，关键就在于紧抓方证对应这条原则，一对一，"有是证用是方"。如此则易于获得良好的效果，从而领略中医古朴典雅之美，感受经方的魅力。这是我在跟随经方家冯世纶教授、黄煌教授学习后得出的认识。正因为初步掌握了经方这把历经千年、锋锐不减的利器，在支援地震灾区门诊工作中，才能够得心应手，应付自如。看看吧，这里门诊开出的经方，每剂药从最低七毛钱一副药到一般数元钱一副，药虽便宜但却解除了多年的痼疾。有着这样的性价比，面对痛失家园与亲人，怀揣几十元钱来看病的灾区群众，除了经方还能有更好的选择吗？一患者咳嗽咯痰 10 个月，服半夏厚朴汤获显效后说："这个中药不难喝，药味少，价格也便宜。"话虽不多，却道出了经方治病的特点。是呀！党的"十七大"对卫生服务工作提出的目标，不就是要为群众提供"安全、有效、方便、价廉"的医疗卫生服务吗？这个看似简单但却困难的要求，似乎可以从经方治病所达到的境界中看到希望。

经方的高效与实用，在什邡当地甚至周边地区产生了良好的口碑，同时也引起了中医院大夫们浓厚的兴趣。为使大家更好地掌握经方、更多地应用经方，在工作之余，我又开办了经方系列讲座，与大家一起学起了经方。经方已经在灾区飘香，这种从远古飘来的缕缕清香，正在抚慰着灾区人民饱受创伤的身心，也在振奋着孜孜不倦，追求卓越的中医人。

芭窗夜雨　2009 – 11 – 21

　　不要求每位立志经方的医生都这样到灾区去，但要有这种能到灾区、下基层的务实精神，务实是研究经方的第一基本品质。对年轻医生而言，基层也最适合经方的研习。但是，目前适合培养经方应用的教学环境太少了，大家基本上还是个体户式的摸索。笔者以为，目前阶段的工作重点要转移到经方人才的扎实培养上来，我们不用再做无谓的争论、争取与幻想了。

我的老师——民间的经方医学研究者张丰

loushaokun

2009 – 04 – 11

张丰先生（1919 年 10 月 –2002 年 6 月 6 日）离开这个世界已经快六年了，社会上现在很少有人提到他的名字了，他渐渐淹没在人们的健忘里。即使还记住他的人，也只知道他是一个革命者、教育家、基层单位党的领导，最多只是说他当过右派。"他的一生闪耀着传奇色彩，有过光辉的历程，也曾有过一段不愉快的岁月。"如果只用以上三十个文字概括他的一生固然很正确，然而会遗漏了一段重要的历史。那就是他的 25 年不愉快的生涯。人们也许会想知道在这漫长的 25 年中，他的大脑都在思考什么问题？

在他右派生涯的最后 5 年，我有幸认识了他，和他近距离接触，了解到那一段时间他的部分思想痕迹，以及他的追求和思考。

张丰先生比我大 24 岁，论年龄应该是我的父辈，但我们都称呼他"老张"。这是因为当时他是"右派分子"，没有什么称呼比这更合适。我认识张丰先生后，向他求教日语知识，研究日本汉方医学，并就针药结合使用、腹诊在方证辨证中的地位等问题交换意见，得到帮助。

张丰先生见多识广，知识渊博，思维敏捷，日语娴熟，了解日本汉方医学的研究路径，又能从临床角度引进日本的体质学说。他从不隐讳和保守自己的心得，愿意和别人分享。我在状元桥期间，和他交往 5 年，在他的指点与启发下，通过反复的临床实践，才逐渐触摸到了日本汉方医学的轮廓。

一、初识张丰（略）

二、汉方世界——体质方证（略）

三、汉方世界——炙甘草汤证和柴胡加龙牡汤证（略）

四、汉方世界——外感发热和葛根汤证

1975 年暑假，和往年一样，我没有回永强青山老家度假，而是与家人一起居住在状元横街小学里。横街小学和渔业小学只有一墙之隔，放假后的校园空荡荡的，又没人管束，这样就可以整日与来诊的病人在一起了。平时上课期间，只能在中午与傍晚时为患者看病。由于看病是尽义务的，不收门诊费，所以学校领导与同事也十分支持。从 1972 年 2 月开始，我到状元横街小学教书，每个暑假都是这样度过的。每当暑假来临时，我临床的机会就明显地增多，这是理论和实践相结合的最好机会。再加上受诊者全是左邻右舍、周围群众、两个学校的师生，所以有效无效随时可知。

暑假中三种病最多，一是小儿发热，二是中暑，三是肠胃炎。我运用经方的方证辨证和针灸、刺血疗效很好。记得一位10岁男孩，是隔壁渔业小学的学生，发热腹痛三天三夜，在医院诊断为"急性胃炎"，治疗后缓解，但药物一停，又发作如前，家人将其背来就诊。小孩发热、头痛、口苦、欲呕、心下压痛、烦躁、尿黄，是典型的柴陷汤证。我先行针刺"内关"，两针下去，患儿喷吐出大量黄涎秽物，疲倦睡去，一会儿醒后，诸症悉除，仅心下稍有压痛，给他轻量的柴陷汤一副，随后大安。如此诊治，渐渐地在群众中获得了好名声。

我诊治外感发热，不管病因是细菌还是病毒，初期表证，全都是辛温解表。葛根汤首当其冲，加以大椎、耳尖、少商放血，疗效斐然。当我兴奋地把这些案例一五一十地告诉张丰先生时，他神色严肃地点了点头说："你要小心，你要记住，你在和中医界流行的传统观念分庭抗礼。大热天你用辛温的方药治疗发热，医院中药房里会给你抓药吗？"

我说："医院里中药房的老邱医生开始有些踌躇，后来询问患者的疗效，也就不为难了。但他的心中是不认同的。有一次他以责怪的口吻对我说：''我一辈子也没有见过这样用药的。'老邱医生他一脸猜度、疑惑的神色使我久久难忘。"

张丰先生听后一声叹息说："正如陆渊雷所说的，麻黄、桂枝、附子在仲景时代是党国要人，而现在门庭冷落了。然而，日本各派汉方家，如大塚敬节、矢数道明、清水藤太郎、藤平健、龙野一雄等都认为葛根汤、桂枝汤既是普通感冒初期的首选方，也是所有急性传染病如肠伤寒、痢疾、疟疾、白喉、破伤风、猩红热等病前期的首选方。一般各系统感染性疾病的初期发热使用葛根汤、桂枝汤、麻黄汤更是家常便饭了。哪有像我们现在中医界，将麻黄、桂枝、附子视为狼虎药。"

我问："临床上疗效肯定的东西，我们为什么不推广？"

"人们的判断系统是在某种思想观念指导下工作的，观念错了，即使客观事实摆在面前也会视而不见。所以，中医学归于一统是很危险的，它会使人鸦雀无声。任何学术讨论只讲立场，事实就变成奴仆。某种东西在无形中制约着我们，就是意识到了，也无能为力。"张丰先生把我的问题引向纵深。和张丰先生的谈话，使我在更广阔的领域看到中医事业的前景。

临别时，张丰先生说："送你一句话。日本汉方家奥田谦藏把仲景的话'太阳病外证未解，不可下也'转注为'太阳病外证未解，不可冰也'，这句话转注得好，对临床很有指导意义。"

和张丰先生分别后第二天，我用辛温解表的葛根汤治愈了一例疑似乙脑病儿，又一次用事实坚定了我用辛温解表方药治疗外感发热表证的信心，诊治过程如下。

一个三岁女孩陈小茵，住离校20多里外的状元公社徐岙大队。四天来由于持续高热、神昏嗜睡、颈项强直等症状，送院治疗，西医认为有"乙脑"可疑。因其家人拒绝抽验脊髓液等检查，故未确诊。仅予以中西药物对症治疗，但病状不减，1975年8月10日特来邀诊。当时病儿处于嗜睡状态，体温高达41℃，头额极烫，而两足冰凉，脉浮数，130次/分。家人见其高温不退，整日以冷面巾敷额，大扇扇风，以求降温，而病儿却毛孔悚立呈恶风寒状，查其苔白而滑，项部强直，克匿格征明显，无汗，时有喷射状呕吐。当时我以其项背强直，发热恶寒无汗，脉浮数，苔白滑为主症，并顾及呕吐等症状，断定应予葛根加半夏汤以求解肌发汗，升津舒络，止呕降逆。并将'太阳病外证未解，不可冰也'的治疗原则用通俗的言语告其家人："外感表证高热为机体抗病的征象，无须进行任何外力强求降温。"服后2小时，汗出，体温降至38℃，呕吐止，口渴求饮。再试以大扇扇风，再也不见畏风寒之状，而精神却极度疲乏，恶衣被，小便变黄，大便未解，脉象转为洪大，我知病情已转向阳明阶段，表明险期已过。这是我学习清代名医陆九芝《世补斋医书》后得来的临床经验。陆九芝有句名言："阳明无死症。"他认为严重的表寒证经正确的辛温解表后，其残余寒邪化热传变入阳明是佳兆，他认为病到阳明就像罪犯逃进了死胡同，虽然气焰嚣张，但已无路可逃，只要治疗及时、方药正确，就可痊愈。于是即予以白虎加人参汤2副，随后热退身凉，诸症消失，无任何后遗症。

一周后，当我把这次治疗经过兴奋地告诉张丰先生时，他一脸虔诚，眼睛里闪烁着拘谨的喜悦，非常仔细地将各个诊治环节询问一番，沉思了几分钟，沉重地吐出两个字："好险！"

张丰先生口中的"好险"两字，与其说是赞许，还不如说是责备，我感到一头雾水。看见我一脸的迷惑，他就露出了歉意的微笑。

接着他用沉重的语调慢慢地转为轻快，认为我的诊治处理是得当的，是临床水平的一次考核，并以日本汉方家和田正系的医案——用葛根汤2副治愈一个8岁男孩的夏季脑炎——来佐证我诊治的合理性，接着系统地讲述了病因学说的负面作用。他说："这个病例，用温病学说来辨证，它的病因病名是暑温夹湿，病位是卫分，一般治疗方法是辛凉解表辅以芳香化湿，和你的诊治方案南辕北辙，你的辨证方法肯定受到大家的非议，但临床实践证明你是对的，所以目前占据主流地位的中医理论就有问题。我认为温病学过于强调了病因的作用，错误地强调传染性与感染性疾病就是温病，温病的病因就是温热邪气。这样一来，无形中将'审症求因'的'发病学'上的病因，变成为'原始'病因。温病学在外因决定论的指导下，把气候因素这一个引起机体生病的条件，转变成判断病证性质的病因。这一错误观点会对医者的思维中产生消极的影响。"他的讲话有很强的逻辑性，在富有哲理的思辨中将中医病因学说的消极作用揭示得一清二楚。听他说话对我来说就是一种精神启示。

又到了该告别的时候了，他的目光凝重了起来，盯着我的双眼，语气沉重地说："像这种持续高热的病例，严格地说应该住院治疗，即使服中药，我认为也要同时给予输液。当时你限于条件，没有给予输液，今后一定要特别注意。我研究了《伤寒论》里有关死亡的条文，它们所论述的病况，用现代医学的眼光来看，好多死亡的病例不是死于疾病，而是死于水和电解质平衡的失调，所以持续高热的病人，特别是儿童，纠正水和电解质平衡的失调是必要的。"在他的这段话中，我才掂量出起先他说的"好险"两个字的分量。

五、汉方世界——方证、体质和腹证图

和张丰先生在一起就有说不完的话题，就是同一个话题，在另一次的交谈中又会产生许多新的内容。譬如我们已经无数次地讨论过方证、体质和腹证，但在1976年冬天一个周末下午，当我们偶然谈到稻叶克文礼的《腹证奇览》中的腹证图时，张丰先生又围绕着这一话题发表了他自己独到的见解。开始他提出一个问题："腹证在《伤寒论》中比比皆是，它是方证辨证中一个重要指征，然而就我的视线所及还没有发现古代中国有一幅腹证图，这是为什么？"张丰先生就是这样时时能爆出一个我们率以为常，但熟视无睹的问题，我知道这肯定会涉及一个重要区域的内容，就不答话，准备聚精会神地洗耳恭听。他见我不做声，就把这个话题向前展开："有人认为中国古代礼教森严，阻碍了腹诊的研究，这当然是一个理由，但不是最重要的原因。中国古代礼教森严为什么能允许春宫画，医学上的腹证图难道比春宫画更不符合礼教。其实是中国古代的儒家道统'重政务、轻自然、斥技艺'，对从事科技的人只能列为'方技'之列。古代名医以'儒医'而自许，所以内心都自觉地尊奉儒家道统。儒家道统认为，医学虽然是小道，也应该以阴阳为纲去穷究天人之秘，把握疾病的本质。任何科学发明和技术创新都是'奇技淫巧'，都是君子所不为的'器'。儒家公开宣扬'君子不器'，这就从根本上宰割了中国古代医生研究医技的欲望，压制了科技创新的热情。这就是古代中国没有发现一幅腹证图的根本原因。"这一些话，我闻所未闻，但句句在理，虽然不能完全理解，却开启了我探索医理的欲望。

张丰先生意犹未尽，我颔首凝听。他洋洋洒洒地顺着自己思路尽情发挥："日本汉方家吉益东洞倡导《伤寒论》中'方可取，论不可取'的观点，使得日本汉方界'重方轻论'蔚然成风，也就是说，一反儒家道统的'重道轻器'而主张'重器轻道'。所以日本汉方界普遍重视方证、腹证等可操作性指标的研究，大家都认为腹证就是和方剂相适应的特殊证型，所以后来就出现了《腹证奇览》中的腹证图。有了腹证图，加强了视觉记忆，每一个腹证的特点更加容易把握。"

接着他给我打开一本 1964 年日文版的日本汉方家矢数格著的《汉方一贯堂医学》，翻到'防风通圣散腹证'一页，指着图对我说："防风通圣散不是张仲景的方，原来是治疗外感热病的表里双解剂，日本近代汉方家森道伯开拓了它的治疗新领域，认定它是改善'脏毒证体质'的最佳方剂。一些复杂的慢性病只要符合'防风通圣散腹证'，再加上强壮的体格，大便秘结的倾向，投此方就有较好的疗效。此方的腹证很有特点，腹诊时腹部充实有力，以脐为中心鼓胀结实。"我看到这幅腹证图很形象地表现出腹脐部充实、鼓胀、结实的病态，肚脐周围画有从小到大的圆圈。它们以肚脐为中心，由近到远，有密到疏，有序地排列。腹证图比文字描写给人留下的印象更为深刻。张丰先生的手指指着他自己的腹部说："我的腹证就是典型的'防风通圣散证'。来，你用手用力地按一按，推一推，具体感受一下是有收获的。"他脱掉大衣，平躺在床上，闭上大眼作休息状。

暮色中，冬日里，望着他那坦然坦率、优雅从容地躺在床上的样子，我非常感动，也永远记得。

我用自己右手放在他宽大、鼓起、温热的腹脐部，使劲地按压，的确很结实。他轻轻地说："你的手掌的大、小鱼际肌要用力均匀，以脐为中心慢慢地旋转按压，你是不是已经感觉到肚脐周围的腹肌最紧张，像绷紧的鼓皮那样紧呢？"我肯定地回答了他，他说："现在，你的手掌离开肚脐，从距离肚脐较远的地方以旋转按压的动作渐渐地向脐靠拢，感觉和体会一下它'向脐性紧张'的特征。"说到这里，他补充一句："'向脐性紧张'这个词语是我杜撰的。"我的手掌在感触着他身体的温暖，我的心在感触着他的心的温暖。这个他'杜撰'的词语，形象地概括了'防风通圣散腹证'的特征，同时精确地概括了腹证图上以肚脐为中心的从小到大、有密到疏的大小圆圈的有序排列的深刻内涵。'向脐性紧张'这个标志性的词汇，已经把这一幕永远定格在我的记忆里。

张丰先生站起来以后继续说："日本近代汉方家森道伯把人的体质分

为三大证，即瘀血证体质、脏毒证体质、解毒证体质。其中脏毒证体质的人，体格健壮，中青年时比较健康，进入老年死亡率较高，因为他们容易患上高血压病、冠心病、糖尿病、肾萎缩等病。我就是脏毒证体质，现在已经有高血压病、高血脂、糖尿病了，能改善体质的方就是'防风通圣散'，今后也要多多依靠它改善体质了。"

那天我亲身体会到了他诲人不倦、身体力行的言行。为了使我掌握'防风通圣散证'的腹证，他从言语、文字到图形，一直到利用自己的躯体当做道具。我知道，他留在我心中的岂止是一点汉方知识、一个他'杜撰'的词语而已。

冬天的傍晚，天暗得早，寒风凛冽，我却没有一丝寒意。在回家的路上，我的心里反复琢磨着张丰先生刚刚讲的每一句话的内容并回味着他讲话时的语气语调。他那徐缓、自信的论述使我着迷，对，我从未听见他大声地说过一句话，我也从未在他身上见过与真善美不相容的品性。

六、汉方世界——少阴表证和麻黄附子细辛汤

在那风雨如晦的年月，有好多饱经沧桑的读书人不约而同地走上了学中医的这一条道，在我所认识的亲友中就有六七个人，如我父亲、我老师何黄淼先生、张丰先生等等。

我父亲是中学教师，41岁时被单位精简，当时正是国家困难时期，精简后就被下放农村。他患有肺结核病，他选择学中医是为自己治病，后来经过何黄淼先生的指点，开始系统地学习中医理论并用针灸进行自我治疗。两年后，他的肺结核奇迹般地治愈了。

父亲和何黄淼先生都热心地鼓动我学习中医，于是我就拜何先生为师，走上了自学中医之路。我也是依靠那套统编教材入门的，那时是利用繁重的农业劳动之余的一点点空隙学习的，其中的冷暖真是如鱼饮水。一个偶然的机会，我读到了上世纪30年代出版的陆渊雷先生的《陆氏论医集》。从《陆氏论医集》中知道了中医学中还有一种"方证对应"的辨证路子。这条路是东汉张仲景所创立的，这种"方证对应"的路子创立后，一直没兴旺过，到民国时几乎断了香火。令人庆幸也令人痛心的是日本人传承了仲景的香火，并发展成为汉方医学。《陆氏论医集》中，陆渊雷先生能权变自如地分析复杂多变的疾病，显现出了非凡的功力。他笔扫千军，淋漓痛快的批判也吸引着青年时期的我。反复熟读了陆渊雷先生激情洋溢的著作后，我就从云山雾海的中医理论的概念丛林里走了出来。从此，我一边研读《伤寒论》和日本汉方医学的书籍，一边进入临床。

由于"方证辨证"和针灸相结合，临床上就能得心应手地治疗一些中

医、针灸的适应证，逐渐地有了群众基础。这些中医、针灸的适应证都是普通的病，只是因为西医屡治不效，所以人们误认为是"沉疴痼疾"，其实是一种疑而不难的常见病。

我的父亲学中医起步比我早，治病以针灸为主，按部就班地学习正统的中医理论。他对古代儒医倾心向往，对《内经》的天人合一、阴阳五行顶礼膜拜，对仲景《伤寒论》仅仅是礼节性的尊重，对叶天士却是十足地五体投地。因此，我们父子俩时常为医学观点的不同而发生争执。

张丰先生的出现，使我对日本汉方医学的学习进入了一个新的层次。我父亲单独一人居住永强青山，一边醉心于专病专药的研求，一边为邻近几个村子的群众看病。由于他诊病仔细，面面俱到，极为认真，也颇有人气。

父亲体弱消瘦，经常感冒咳嗽、咽喉不利，都自行中药、针灸治愈，但1977年夏天的那一次不一样，感冒发烧、头痛五天不愈，他自己针灸，开一些辛散解表的中药服用，总是无效。西药亦用过不少，体温反而越来越高，最高时曾经达到40℃。神疲脉数，形寒肢冷、手脚冰冷，两条棉被盖在身上还觉得不暖，头痛用布带捆紧稍安。我星期天回家，正赶上了父亲患病卧床。父亲体温虽高，但他自我感觉不但不发热，反而畏寒无汗。我诊察后，认定是少阴表病，马上给他服用麻黄附子细辛汤。父亲服药五个小时后，果然汗出热退，仅有咽痛而已。我内心洋溢着成功的喜悦，但父亲并不这样认为，一味强调我的辨证有误，不然的话，为什么反添咽痛干涩。他要我把处方给他看。看了以后他大吃一惊，生气地说："你明知我有肺结核病史，经常咳嗽、咽喉不利，人又是消瘦的阴虚体质。这次发高烧，体温39℃，脉搏每分钟100次，还用这等温热药物，岂不是南辕北辙，极为危险？"我说："要说危险，老年人在发高烧时的危险，莫过于出现感染性休克，临床上在发热、脉数时，如出现形寒肢冷、神疲脉弱，是《伤寒论》中的少阴表病的表现，就有高度危险性。你受凉后，发高烧，但神疲蜷卧、手脚冰冷，脉象虽然数，但沉细弱。你万幸没有出汗，所以还可以用扶阳解表的麻黄附子细辛汤退热降温。你虽有肺结核病史，又有阴虚倾向，但当时急性阳虚和风寒表证是你疾病的主要矛盾，只有迅速地解决这一主要矛盾，才能退热降温、保存津液。"父亲难以信服我的辩解，埋怨道："什么'急性阳虚'？纯属自造概念。不是用药过偏，你说说为什么热降了，反添咽痛干涩，明明是辛热伤津。"我没有什么话好说，心里想父亲他为什么不会权衡轻重，而是这样地求全责备呢？我陷入莫名的困惑之中，耳边不断地传来父亲忧心忡忡地告诫声："今后，你假如遇到像我这样的病人，千万不要开这类药方。"他的意识深处可能认为，用扶阳解表的汤药治疗老人外感发热，即使有效也不符合正统的中医理论的，是一种危险的疗法。他痛切地说："你除了《伤寒论》以外，对其他医家缺乏敬意，对日本汉方倒有着旺盛的阅读热情，对你这种荒诞的学习兴趣，我一直持反对态度。日本汉方的'方证对应'是辨证的初步，你一条道走到黑是进入了死胡同，偶有闪失是要吃官司的。"

我端详凝视着父亲病后憔悴的面孔，无奈地点点头。他认为我已接受了他的意见，于是吞吞吐吐地说："其实……"

我从他欲语还休的眼神里，读懂了他不想挑明的后半句话的意思。他想必认为，外感发热一般六七天不治也愈，扶阳解表反而陡增咽痛而已。这时，说实话，我心里难过极了，更加明显地感觉到我们之间的严重隔阂。

回到状元镇以后，我反复地思考我和父亲在这个问题上的分歧。我想由于各自生命形态上的经历太过悬隔，所以也导致了彼此的中医观点也发生差异、偏转和倒置。有些问题还没有展开讨论就发生对立，我们之间可能在出发点上预先就已经存在着误会。不管我如何试图纠正自己的情绪，从正面考虑父亲的意见，但总是很难说服自己。

1977年初秋，我多次出入于张丰先生的住处，和他交换我这次诊治的感想与体会，希望从他那里获得教益和力量，获得启迪心智的见识。同时他着力于研究"个案"中的方证与体质关系，我的"个案"堪称典型，兴许他也会感兴趣的。

一天下午，在张丰先生的住处，他听完我唠唠叨叨的叙述后说："你父亲的担心是有道理的，虽然你的诊治也能用正统的中医理论解释清楚，但人们可以从好多方面来责难你，如夏天的暑热啦，如发高烧、体温39℃、脉搏每分钟100次等热象啦，有肺结核病史啦。这就是现在中国中医界的现状，你不得不正视它。"他平静地看着我说："你能在现代医案里找到多少类似的临床报道？就是在古代医案中也很少这样的记载，人们对外感高热常规治法是辛凉解表、清热解毒等。外感高热辛温解表已经是令人咋舌了，更不用说辛温解表加辛热扶阳。"他走到书桌旁边，拿来一本《叶天士医案》说："这是中医的临床必读之书，你就寻找不到扶阳解表的麻黄附子剂退热的医案。"我已经不止一次地读过这本书，发现书中很少有记载麻黄、桂枝等辛温解表的治法，更遑论扶阳解表。徐灵胎针对《临证指南医案》中这一不正常现象也有议论，他认为"此非此老之过，乃编书之人胸中漫无定见耳"。

张丰先生话锋一转，就讲到了日本汉方医学："日本汉方家解读《伤寒论》的少阴病为'表阴证'、'表寒证'是独具慧眼的。他们认为，凡小孩、产妇、老人等体弱的人外感表证，即普通感冒、流感、各系统感染性疾病的初期，所有急性传染病的前期都归属于'表阴证'、'表寒证'的范围。麻黄附子细辛汤、麻黄附子甘草汤是少阴病首选的常规用方。可见现代中医临床，借鉴日本汉方的研究成果极为重要。你和我临床诊治一些体弱人的外感表证，也是运用这个观点的。"他又找来一大沓日本汉方资料，熟练地翻到他需要的地方，一一地指划给我看。这是他的习惯，总是用翔实的书面文字来验证所言不虚，强调事出有本。

他盯着我的眼睛说："到底是不是少阴病？仅凭'凡小孩、产妇、老人等体弱的人外感表证'是不够的，还需要足够的临床证据。"我点点头，他站了起来，点数着自己的指头说："首先，患者脸色苍白，甚至贫血貌，精神疲倦；第二，虽然体温表测量是高热，但患者自觉却无热感者；第三，全身恶寒，特别是头部畏寒明显，患者需要戴帽来保暖，一般四肢冰凉；第四，肢体、关节不适或疼痛，特别是头痛，患者喜欢用布带捆紧；第五，脉象沉数，一般虚，也可以不虚。"他还将一些特殊的、非常见的方证，如假热的四逆汤等作了说明。

接着结合我父亲的病例，他和我交换了自己的见解："你父亲的病况是基本符合少阴病的'表阴证'、'表寒证'，选用麻黄附子剂也比较合适，但你还需要考虑他的'腺病质'体质。虽然，这种体质的人，随着年龄的增大对本人健康的影响愈来愈小，但生病的时候，还是要认真考虑的。所以，我认为麻黄附子甘草汤对你父亲比较合适。日本汉方家龙野一雄认为：'麻黄附子甘草汤可用于比麻黄附子细辛汤证的全身症状轻缓者，一般伴有咽痛。甘草的药效是缓和气道，治疗咽痛。'总之，麻黄附子细辛汤证和麻黄附子甘草汤证要作仔细鉴别，除此之外，还要一一排除四逆汤、真武汤等方证。"

讨论接近尾声时，我提出了几个"节外生枝"的问题，第一个问题是："有的日本汉方家临床使用麻黄附子细辛汤的时候辨证不很规范，仅仅是根据'凡小孩、产妇、老人等体弱的人外感表证'就投药，麻黄附子细辛汤成为小孩、产妇、老人等体弱的人外感表证的常规用方。临床结果是：有的效果良好，有的无效，但也不见出现有什么副作用的报道。我们临床能否可以仿用日本汉方家的这种常规用方方法？"

第二个问题是："外感表阴证病人，出现发热、恶寒、头痛、无汗等明确的表证，假如由于辨证不当，误投麻黄汤、葛根汤会有什么后果？"

张丰先生对我提出的问题沉思了好一会儿，回答说："这两个问题提得很好，我们需要好好思考与准备，留待下次讨论吧。"

一周后，我又一次来到张丰先生的农舍，就上次的话题继续交谈。

张丰先生一开始就说："第一个问题牵涉的面比较大，留待以后我们慢慢解答。第二个问题，我认为误投后有什么后果要根据患者的体质状态来决定的。体质状态好的，可能仅仅是无效，拖到一段时间，待患者体能恢复了，也会汗出而愈；体质状态差的，可能就会变证百出。"我默默地听着，知道他已经作了一定的准备，就静静地等待着他的更深层次的发挥。

张丰先生继续说："民国时代的丁甘仁老母亲外感表证恶寒发热一案，因为那段时间丁甘仁不在上海，丁甘仁的门人反复商议，投麻黄汤一剂。药后，畏寒、发热、无汗等外感表证不解。原方加麻黄又投一剂，又无效。原方再加麻黄又投一剂，又无效。原方再加麻黄又投一剂，药后大汗出，满室秽臭而痊愈。依我之见，此案处理并非经典，辨证用药未能环环紧扣，之后的汗出而愈是由于丁甘仁老母亲的体质状态还可，虽然治疗没有完全'方证对应'，但辛温解表的方向没有大错，所以还未能造成伤害。拖了一段时间以后，她的体能恢复了，体内的自愈能力才借麻黄汤的辛温解表而汗出痊愈。如果初诊时，能借鉴日本汉方家的观点，辨证从'老人外感表证可能是少阴表病'入手，给她投用麻黄附子细辛汤或麻黄附子甘草汤，可能会收事半功倍之效。这个病案可以为回答你的第二个问题找到一个典型的例子。"

丁甘仁老母亲发热一案我也读过，当时读它的时候，曾经为其奇谲怪异的诊治过程捏一把汗，并为其麻黄汤中的麻黄不断加量而惊诧，更为丁母大汗痊愈而欢呼。现在被他一分析，病案依旧，结论大异，确实是别有洞天。他的结论即使不能让你全然信服，却也令你不得不对张丰先生娴熟的学识、敏锐的眼光深表佩服。

我听着听着，心里产生了一种想法，假如我父亲也来听听他的分析，我父亲能改变自己的立场吗？他好像洞察到我的心思似的，话题一下子又转到了我父亲的身上："你父亲对你的批评有可取的地方，他批评你选药不慎，过于辛热。"他看了我一眼，笑着说："一个人的弱点，往往是他的反对者最了解，而不是他自己。假如这个人能虚心听取反对者的意见，就可以使自己进入一个新的发展空间。"我想想的确是这样，我一直在父亲的反对声中不断地改错纠偏的。

张丰先生脸色慢慢地严肃起来，说："你父亲的担心，除了观点上的分歧之外，还有一个原因，就是代表了一个职业医生的担心。趋利避害是人的本能，医生也不例外。使用麻黄附子细辛汤如果方证不对应是有一定风险的，医生没有一定把握是不敢开的。而这个方药的价钱不到一毛钱，有这个把握的医生也不一定愿开。这个方，中药店一般也不愿抓，也不敢抓。就这样，久而久之，几百年、上千年下来，大量的习焉不察，积非成是，大部分医生就不会开了。你现在是免费门诊，看病的目的是为了疗效，所以没有这一方面的体会。你父亲比你现实，不过他没有点破这一层利益关系的薄纸罢了，你要明白父亲的一番苦心。"

他看见我惶恐的样子，马上说："你父亲的担心是可以理解的。但他劝告你不要开经方就错了，不开经方怎么能学会中医呢？中国古代医学家说得好，要'胆大心细'，特别是一些药性猛烈的方药，医生一定要研究出一个有效、安全区域，特别是要控制好方药使用的有效、安全边界底线。这样就既有利于病人，又保护了自己。"

我的心里突然受到触动，不假思索地脱口而出："日本汉方医学是不是就是通过减少药物分量来守住了'有效安全边界底线'的？"张丰先生感到我的回答有点出乎他的意料之外，沉默了一会儿说："这是你的一个新的观点，可以用来解释日本汉方家用药分量比我国中医师用药分量轻的一个原因。所以，一些药性猛烈的方药如葛根汤、麻黄汤、大小青龙汤、麻黄附子细辛汤、四逆汤，日本基层医生都敢使用，都可以常规地使用。有些方剂，如葛根汤都列为家庭用药。这在中国医生眼里是不可思议的。是啊，你的意见已经部分回答了你提出的第一个问题。"

这种谈话真使人心旷神怡，其过程本身已经足够我终生的记忆和回味。

临别时，他送我到大门外的路口，对我说："临床上加强对日本汉方和中医经方用药分量的比较研究是一个大课题。"他的临别赠言好像是古人"中医之奥秘在于分量"一语的现代版。的确如此，日本汉方和中医经方用药分量的明显差异，像一堵高墙阻碍了两种医学的相互交流和渗透，一直到了黄煌的出现，才使这种举步维艰的被动局面有所改观。逝者如斯，今天回顾张丰先生前瞻性的临别赠言，恍然使人产生一种亡羊补牢的感觉。